天下文化
BELIEVE IN READING

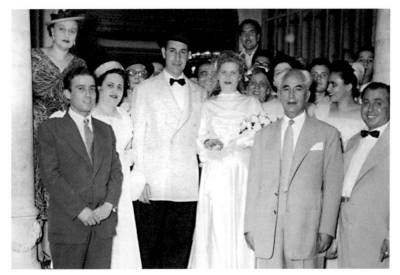

莫伊·博爾拉（Mois Bourla）與莎拉·博爾拉（Sara bourla）的結婚照。站
最左邊的是約瑟夫·薩耶斯（Josef Saias）、最右邊的是邁可·薩耶斯（Miko
Saias），這兩位是作者的舅舅，從奧斯威辛集中營逃過死劫倖存下來。站在莎
拉·博爾拉右後方的是她的大姊芙瑞達·狄馬迪斯（Freda Dimadis）與姊夫柯
思塔斯·狄馬迪斯（Kostas Dimadis）；是柯思塔斯賄賂德軍指揮官馬克斯·默
頓（Max Merten），要他保證被納粹抓走的莎拉不會遭到處死。（照片由作者
提供）

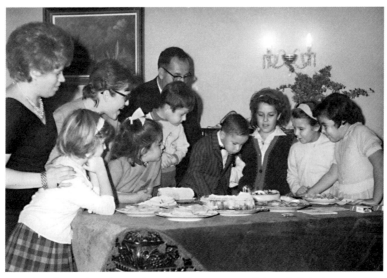

艾伯特·博爾拉在三歲生日會上吹蠟燭。他的母親莎拉站在最左邊，父親莫伊
站在中後方，艾伯特的姊姊瑟莉（Seli）站在他旁邊。其他孩子則是他的表堂
兄弟姊妹。（照片由作者提供）

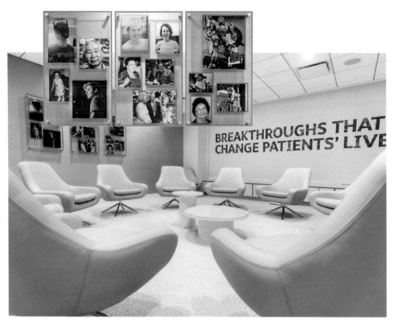

輝瑞的「目標圈」會議室，由艾伯特‧博爾拉命名，用以在團隊討論時培養平等意識。牆上貼有病人的照片，他們都是輝瑞員工的家人或朋友。這些照片是用來提醒與會者輝瑞的使命是：持續創新以改變病患生命。（照片來源：Wendy Barrows）

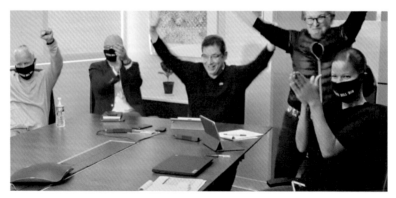

由左至右：輝瑞總法務顧問道格‧蘭克勒（Doug Lankler）、科學長米凱爾‧多爾斯騰（Mikael Dolsten）、執行長艾伯特‧博爾拉、事務長莎莉‧蘇思曼（Sally Susman），以及執行長辦公室主任尤蘭達‧萊爾（Yolanda Lyle）。拍攝於 2020 年 11 月 8 日，執行領導團隊得知輝瑞新冠疫苗的非凡效力時。（照片由輝瑞大藥廠提供）

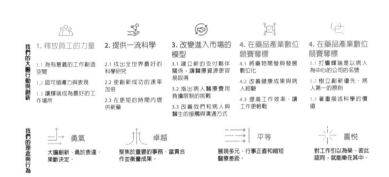

我們的大膽行動與創新

1. 釋放員工的力量
1.1 為有意義的工作創造空間
1.2 認可領導力與表現
1.3 讓輝瑞成為最好的工作場所

2. 提供一流科學
2.1 找出全世界最好的科學研究
2.2 使創新成功的速率加倍
2.3 在更短的時間內提供新藥

3. 改變進入市場的模型
3.1 建立新的支付夥伴關係，讓醫療資源更容易取得
3.2 指出病人醫療費用負擔限制的挑戰
3.3 改善我們和病人與醫生的接觸與溝通方式

4. 在藥品產業數位競賽奪標
4.1 將藥物開發與發展數位化
4.2 改善健康成果與病人經驗
4.3 提高工作效率，讓工作更輕鬆

4. 在藥品產業數位競賽奪標
5.1 打響輝瑞是以病人為中心的公司的名號
5.2 樹立創新優先、病人第一的原則
5.3 著重描述科學的價值

我們的理念與行為

勇氣
大膽創新、勇於表達、果斷決定。

卓越
聚焦於重要的事務、當責合作衡量成果。

平等
展現多元、行事正直和縮短醫療差距。

喜悅
對工作引以為榮、彼此認同，就能樂在其中。

輝瑞的使命藍圖與價值觀。這是艾伯特・博爾拉在擔任輝瑞執行長第一年提出的理念。（圖片由輝瑞大藥廠提供）

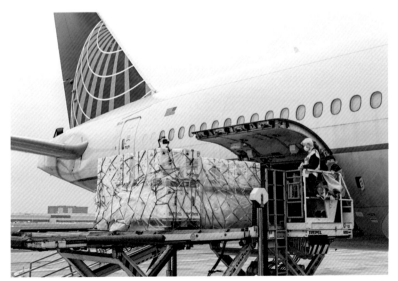

2020 年 11 月 30 日，第一批輝瑞疫苗準備從布魯塞爾運出。（照片由美國聯合航空公司提供）

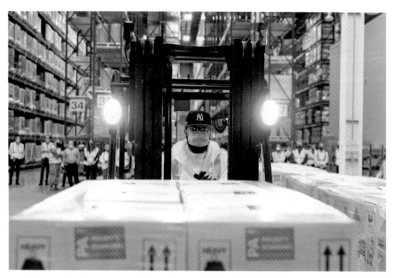

2020 年 12 月 13 日，輝瑞員工正準備將第一批新冠疫苗由密西根州卡拉馬祖生產基地運送出去。（照片由輝瑞大藥廠提供）

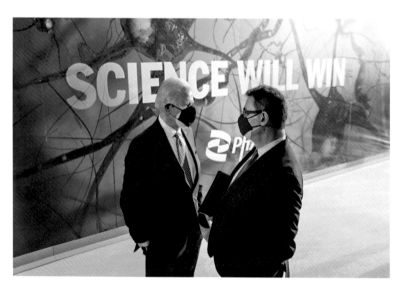

2021 年 2 月 19 日，美國總統拜登蒞臨卡拉馬祖生產基地，於參訪後和艾伯特·博爾拉交談。（照片由輝瑞大藥廠提供）

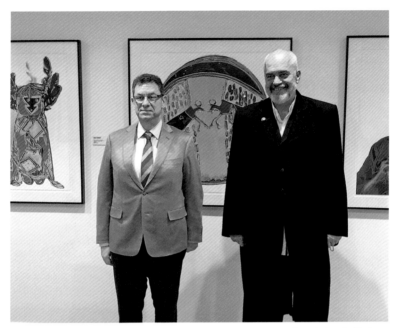

2020 年 12 月 9 日，艾伯特・博爾拉在輝瑞總部與阿爾巴尼亞總理艾迪・拉馬（Edi Rama）會面。（照片由輝瑞大藥廠提供；The Andy Warhol Foundation for the Visual Arts, Inc. / Licensed by Artists Rights Society (ARS), New York, © 2021）

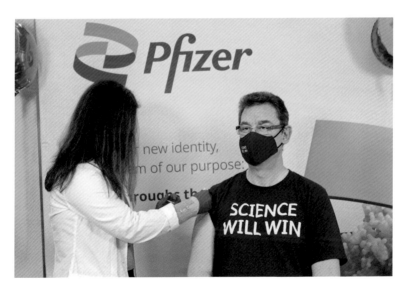

2021 年 2 月 16 日，艾伯特・博爾拉在輝瑞位於珍珠河鎮的研發中心接種第一劑輝瑞／BNT 疫苗。（照片由輝瑞大藥廠提供）

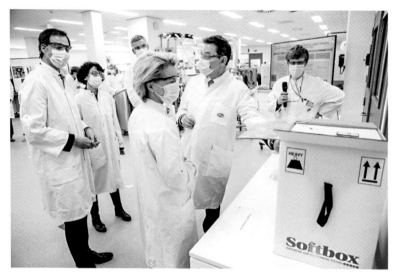

由左至右：比利時總理亞歷山大・德克羅（Alexander De Croo）、BNT 共同創辦人厄茲勒姆・圖雷西博士（Özlem Türeci）、輝瑞比利時普爾斯廠廠長路克・范史汀溫克（Luc Van Steenwinkel）、歐盟執委會主席烏蘇拉・范德賴恩（Ursula von der Leyen）、輝瑞執行長艾伯特・博爾拉，以及輝瑞普爾斯廠實驗先導工廠員工麻爾喬・諾塔（Marjoh Nauta）。2021 年 4 月 23 日攝於輝瑞普爾斯新冠疫苗製造廠。（照片由輝瑞大藥廠提供）

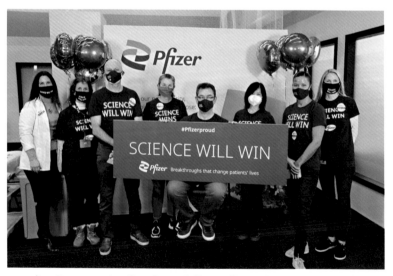

2021 年 2 月 16 日，艾伯特・博爾拉與執行領導團隊成員以及輝瑞職業健康部門同事在珍珠河鎮的研發中心接種疫苗後合影。（照片由輝瑞大藥廠提供）

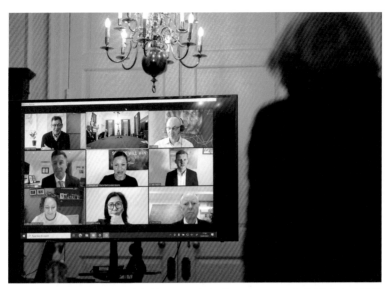

2021 年 1 月 14 日,英國首相鮑里斯・強生(Boris Johnson)與輝瑞公司領導階層針對疫苗問題召開視訊會議後,將這張照片發表在他的 LinkedIn 上。
(照片來源:Pippa Fowles / No 10 Downing Street, 2021, licensed under CC BY 2.0)

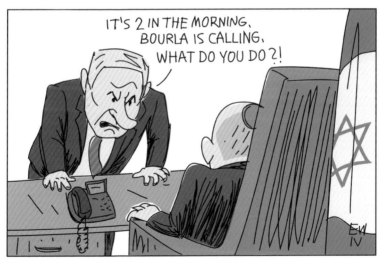

「現在是凌晨兩點鐘,博爾拉打電話來了!該怎麼辦?」
2021 年 5 月 30 日以色列報紙《國土報》(*Haaretz*)上的政治漫畫。(圖片來源:*Eran Wolkowski, Haaretz*)

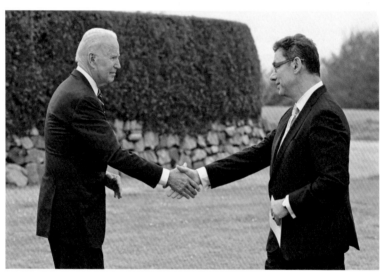

2021 年 6 月 10 日，拜登總統與艾伯特・博爾拉在英格蘭康瓦爾郡舉行的 G7 高峰會上，宣布美國政府將捐贈五億劑輝瑞新冠疫苗給中、低收入國家。（照片來源：Brendan Smialowski / AFP via Getty Images）

財經企管BCB763

輝瑞
登月任務
拯救人類的疫苗研發計畫

MOONSHOT

Inside Pfizer's Nine-Month Race
to Make the Impossible Possible

輝瑞大藥廠董事長兼執行長
艾伯特‧博爾拉 Dr. Albert Bourla——著

廖月娟——譯

僅獻給

因新冠肺炎而失去生命的 500 多萬人
以及他們的家人與摯愛

2 億 5,000 萬名曾經罹病、
和病魔搏鬥並且存活下來的病人

參加疫苗人體試驗的 4 萬 6,000 多名病人

把不可能變成可能的輝瑞同仁以及他們的家人

我們在 BNT 公司的合作夥伴
特別是吳沙忻與圖雷西

以及我的太太米莉安和孩子莫伊與瑟麗絲
他們一路都在身邊支持我

目 次 CONTENTS

推 薦 序　永不放棄 ⋯⋯⋯⋯⋯⋯⋯⋯⋯⋯⋯⋯⋯⋯ 007

作 者 序　幸運未曾眷顧沒有準備的人 ⋯⋯⋯⋯⋯⋯ 011

第 1 章　非比尋常的事業 ⋯⋯⋯⋯⋯⋯⋯⋯⋯⋯⋯⋯ 025

第 2 章　顯而易見，不見得總是最好 ⋯⋯⋯⋯⋯⋯⋯ 045

第 3 章　大膽創新，化不可能為可能 ⋯⋯⋯⋯⋯⋯⋯ 065

第 4 章　光速 ⋯⋯⋯⋯⋯⋯⋯⋯⋯⋯⋯⋯⋯⋯⋯⋯⋯ 085

第 5 章　狂喜 ⋯⋯⋯⋯⋯⋯⋯⋯⋯⋯⋯⋯⋯⋯⋯⋯⋯ 107

第 6 章　過去、現在、未來 ⋯⋯⋯⋯⋯⋯⋯⋯⋯⋯⋯ 125

第 7 章　第二個奇蹟：製造 ⋯⋯⋯⋯⋯⋯⋯⋯⋯⋯⋯ 141

第 8 章　平等：說起來容易做起來難 ⋯⋯⋯⋯⋯⋯ 173

第 9 章　穿過政治地雷區 ⋯⋯⋯⋯⋯⋯⋯⋯ 211

第 10 章　希望的燈塔 ⋯⋯⋯⋯⋯⋯⋯⋯ 227

第 11 章　信任的科學 ⋯⋯⋯⋯⋯⋯⋯⋯ 253

第 12 章　病人第一，創新優先 ⋯⋯⋯⋯⋯⋯ 269

後　記 ⋯⋯⋯⋯⋯⋯⋯⋯⋯⋯⋯⋯⋯⋯⋯⋯⋯ 287

謝　辭 ⋯⋯⋯⋯⋯⋯⋯⋯⋯⋯⋯⋯⋯⋯⋯⋯⋯ 299

附　　錄　〈我們和科學站在一起〉：
　　　　　艾伯特・博爾拉給輝瑞全體同仁的公開信 ⋯ 303

參考資料 ⋯⋯⋯⋯⋯⋯⋯⋯⋯⋯⋯⋯⋯⋯⋯ 307

作者與譯者簡介 ⋯⋯⋯⋯⋯⋯⋯⋯⋯⋯⋯ 349

永不放棄

吉米・卡特（Jimmy Carteer）

美國前總統

　　距今35年前，我和卡特中心（Carter Center）*的同仁進行了我們的登月任務，致力於根除在非洲貧窮地區肆虐的幾內亞蟲症，當時有350萬人受到感染。†今天，全世界的幾內亞蟲症病例剩下不到30例。

---

* 譯注：1982年由前美國總統吉米・卡特（Jimmy Carter）與前第一夫人蘿莎琳・卡特（Rosalynn Carter）創立的非營利組織，主要致力於改善超過65個國家人民的生活品質。

† 譯注：幾內亞蟲症（Guinea worm disease）又稱為麥地那龍線蟲病（dracunculiasis），是由不潔的飲水所導致的疾病，如果水中含有幾內亞蟲幼蟲的水蚤，就會受到感染。感染後起初沒有症狀，大約一年後，會在皮下組織（通常是下肢）形成水泡，造成劇烈疼痛和潰瘍，伴有發熱、噁心、嘔吐等症狀。

這項目標推動卡特中心往後數十年的努力，我們在數萬個落後、缺乏醫療資源、無人聞問的社區，對抗六種可預防、但被忽視的熱帶疾病，以改善全球健康。這些疾病不像幾乎危害全球人民的新冠肺炎，大多數已經被遺忘，因此遭到已開發國家忽視。

在對抗這些疾病的過程中，我們學到最重要的一課就是，跨部門、跨領域的夥伴關係與合作是推動全球公共衛生的關鍵。更要緊的是，永不放棄。

沒有創新的製藥產業，我們就無法實現目標。醫藥是減少與根除許多疾病的核心。其實，我最引以為傲的一項計畫，就是卡特中心與輝瑞大藥廠（Pfizer）等組織合作，為了根除致盲性砂眼（blinding trachoma），我們共同努力超過20年。

我們大有進展。2021年，已經有11個國家消滅砂眼，並獲得世界衛生組織（World Health Organization，簡稱WHO）認證。我希望我們能在2030年前，讓砂眼在地球上絕跡。就對抗砂眼的任務而言，我們和輝瑞的合作非常重要，所以，我很榮幸能夠為大家介紹輝瑞研製新冠疫苗的故事。這是全世界需要的登月任務，也因此見證了博爾拉博士與輝瑞的堅定信念：科學終將獲勝。

　　輝瑞／BNT疫苗是第一個取得美國食品藥物管理局（Food and Drug Administration，簡稱FDA）緊急使用授權（Emergency Use Authorization，簡稱EUA）的新冠疫苗。博爾拉博士在使命的驅動下領導輝瑞全員衝刺，使不可能變為可能。他們決心克服這種疾病的雄心壯志令人敬佩。我有幸曾經到訪輝瑞，親眼看到他們為自己的任務感到自豪。他們願意擔負這項重責大任，讓我非常感激，但我並不意外。他們在全世界絕望時為人們帶來希望，當世人對科學的力量有所懷疑時，他們堅定不移，他們也自我挑戰，永不放棄。

　　輝瑞的登月任務錯綜複雜，令人嘆為觀止。藉由此書，各位將一窺全世界第一支新冠疫苗如何開發、發展、上市的祕辛。

　　　　　　　　　　　　寫於喬治亞州普萊恩斯市（Plains）

幸運未曾眷顧
沒有準備的人

卓越絕非偶然之功，而是從眾多選擇當中做出明智的抉擇 —— 決定命運的是選擇，而非機運。

—— 亞里斯多德
（Aristotle，西元前384 ～ 322 年）

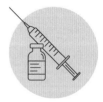

2019年12月31日週二，中國當局向世界衛生組織（World Health Organization，簡稱WHO）示警，武漢有一小撮病人感染一種類似肺炎的神祕病毒。不久，實驗室研究人員將這種新型病毒正式命名為新型冠狀病毒（Severe Acute Respiratory Syndrome Coronavirus 2，簡稱SARS-CoV-2）。不到一年後，在2020年12月8日，高齡將近91歲的瑪格麗特・基南（Margaret Keenan）在英格蘭考文垂大學醫院（Coventry University Hospital）接種輝瑞／BNT新冠疫苗。她是全世界第一個接種這種利用信使核糖核酸（mRNA）技術開發出來的疫苗的人，以對抗這場百年一遇的毀滅性全球大流行。這位老太太穿著裝飾有聖誕圖案的藍色套頭毛衣，打完疫苗後坐著輪椅經過走廊時，護理師與醫院的工作人員站在兩旁為她鼓掌。同時，英國各地的人都興高采烈，好像在慶祝戰爭終結，而非一種新疫苗的推出。

我們在2020年新冠肺炎疫情的煎熬之下展開這項疫苗開發計畫，九個月後終於開花結果，迎來這麼一個光榮的日子。但是這個故事至少可以追溯到兩年半之前的2018年1月1日，輝瑞任命我為營運長，這個職位讓我在升上執行長前有一年的時間做準備。

　　擔任營運長期間，我的目標是成長，座右銘則是：「成長從來不會湊巧出現，而是必須創造出來。」在我們這個產業中，要驅動成長，唯一的途徑就是為病人的生活帶來有意義的正面影響。因此，我們必須專注於科學與創新，把輝瑞轉型成以病人為中心的組織。我是個樂觀主義者，也許這是受到母親的影響。在納粹大屠殺期間，她和一群人被迫在牆邊站成一排，就在行刑隊開槍前，她竟然得以死裡逃生。她的勇氣讓我相信，沒有不可能的事。然而，面對我將領導這間有著全新面貌的輝瑞大藥廠，我的樂觀是建立在堅實的基礎上。

　　過去九年間，我從前任執行長伊安・瑞德（Ian Read）身上學到很多東西。瑞德抱持鋼鐵般的信念，扭轉輝瑞的研發動力，使我們得以從一個生產力表現平平的組織變成業界翹楚。這讓我有信心立下大志，思考如何執行我的計畫，讓輝瑞進一步轉變，並以驚人的速度行動。在成為輝瑞執行長的前12個月間，我已經擬定策略、設計組織架構，決定好要找哪些人組成執行團隊，跟我一起踏上轉型之旅。在公司任命我為執行長那天，我早已有明確的想法，知道自己想要做什麼。那一天，輝瑞董事會請我到加州一間飯店的會議

室，正式宣布我是下一任執行長。我感謝他們，以宏亮的
聲音笑著說道：「只有在美國看得到這樣的奇蹟！」只有美
國，才會讓一個有著濃重口音的希臘移民，成為世界級大企
業的執行長。

　走馬上任之後，我隨即大刀闊斧的改革；這可說是輝
瑞史上最劇烈的一次轉型。在幾個月內，我就重組公司的
業務組合，為公司的消費保健品部門與非專利藥品部門普
強（Upjohn）找到更好的歸宿。這兩個單位的業務非常龐
大，在2018年就占公司總營收25％以上，但是前者的市占
率低，後者則正在衰退。只要輝瑞放手，這兩個業務單位
的新家都能提供更強大、更光明的前景。因此，我們將消
費保健品部門與葛蘭素史克公司（GlaxoSmithKline）旗下的
相關部門合併，成立合資公司，而這間公司便一躍成為全
球最大、最棒的非處方藥生產商。*普強的業務則與邁蘭製
藥公司（Mylan）合併，成為全球最大的特殊學名藥公司暉

---

* 譯注：這間合資公司的名稱是葛蘭素史克消費保健用品公司（Glaxo-
smithkline Consumer Healthcare），其中葛蘭素史克占68％股權，輝瑞則占
32％股權。

致（Viatris）。*

　　要切割這些業務並不容易，我的團隊當中有些成員因此擔心公司的營收將會少一大塊。有人甚至說：「我們不再是最大的製藥公司了。」我則答道：「我們不應該以成為最大的藥廠為目標，我們應該期許自己做到最好。」我對一位記者說：「一個好的園丁必須在春天來到時修剪枝葉。而輝瑞正處於高速成長之春。」當時，我們並不知道，砍掉這兩個勢必成長緩慢的業務部門，專注於創新的核心價值，有助於兩年後公司的定位，讓我們能夠推出一種疫苗來遏止全球大流行的疫情，同時還得以重回全球最大製藥公司的寶座。

　　對於業務重組的策略，起初不但有人擔心公司規模縮小，還有很多人覺得不捨。畢竟輝瑞旗下一些明星藥品正是隸屬於這兩個業務部門，例如止痛藥安舒疼（Advil）、保健食品善存（Centrum）、降膽固醇藥立普妥（Lipitor）、高血壓藥脈優（Norvasc）以及威而鋼（Viagra）等。這就像是將我們最大的成就切割出去。但我知道，一間公司之所以偉

---

* 譯注：特殊學名藥（specialty generic drug）指的是專利到期的特殊醫藥品，通常用於治療癌症、自體免疫疾病、癲癇、愛滋病、肝炎、多發性硬化症、類風濕性關節炎等慢性疾病或併發症。

大，是因為懂得如何將成就最佳化，展開新頁，更上層樓，
使名聲更加響亮。

　　在縮減公司規模的同時，我們在科學技術與研發產品
線的資產上投資高達數十億美元。幾個月內，我們就收購四
間生技公司。其中一間公司就是位於科羅拉多州的陣列生物
製藥公司（Array BioPharma），這間公司可以「把無藥可治
的標靶轉變為可治療的標靶」＊因而享有盛名。儘管這些公司
的支出大於收入，但能強化我們的科學實力。

　　此外，我們也開始發展新的能力。例如，我在就任執
行長的第一天就任命莉迪雅‧方希卡（Lidia Fonseca）為輝
瑞第一位數位長，而我就是她的直屬上司。方希卡是在墨西
哥出生，兒時就隨家人移民到美國，並且在荷蘭獲得碩士學
位，熱中於使用數位方案改善醫療成效。進入輝瑞之前，她
在奎斯特診斷公司（Quest Diagnostics）任職，是一位經驗
豐富的變革推動者。我給她的其中一項最優先要務就是把研
發部門數位化，以促進團隊合作，增加透明度以及加快速

＊ 譯注：「標靶」（target）指的是藥物在人體內形成作用的位置。辨識與確定
　新的有效標靶就是新藥開發的首要目標。

度。但是，這些新的做法都得花大錢，為了鞏固這個新的策略方向，我們不得不重新分配資金。由於研發與數位化的預算大幅增加，我們只得採取強硬的措施，節省行銷與行政開支。在我擔任執行長半年後，輝瑞已經從一個巨大的企業集團轉變為一間專注於科學創新的公司。

　　我非常清楚，光是重組業務或是重新分配資金，不可能達成這種大規模的企業轉型。為了取得成功，我們還必須改變企業文化。我們必須變成一間更勇於冒險、能大膽行動的公司，才能達成目標，並且實現我們對病人的承諾。

　　隨著全球人口持續老化與都市化，我清楚的意識到，醫療方面將愈來愈需要新的突破。我們需要一種能培養創新精神的文化，鼓勵大膽創新與跳脫思考框架。由於醫療照護服務的成本增加，醫療的貧富差距可能成為更大的問題。因此，我們也需要一種對社會需求更加敏感的文化，並致力於更崇高的目標。但是，新的文化不可能無中生有。你不能去商學院找顧問，請他提出最好的企業文化讓你選擇。能夠幫助組織帶來成功的文化取決於傳承、組織對成功和失敗的記憶、未來十年將面對的挑戰與機會，以及環境等諸多因素。這些因素就像拼圖一樣，你必須評估每一片拼圖，並設計自己的致勝文化。

我就任執行長才過兩週，就和1,000名來自全球各地的輝瑞高階主管聚集在佛羅里達進行討論、辯論，並確定新輝瑞的樣貌。散會時，我們已經完全明白自己的使命。我們存在的目的在於社會需要我們，而且是需要我們「持續創新以改變病患生命」。我們不斷腦力激盪，思考是否應該強調「藥品」或「疫苗」，但最後還是認為「創新」這個詞更廣泛，也更有力。由於各種技術之間的界線愈來愈模糊，只談論藥品或疫苗似乎過於狹隘，也無法反映未來十年科學探索的現實狀況。

幾個月後，我們開始進行一項計畫，致力於使用四個簡單的詞彙向員工與全世界介紹輝瑞的新文化。

勇氣：勇於挑戰現況才能突破，尤其是在面對不確定性或逆境。唯有大膽創新、勇於表達和果斷決定才能有所突破。

卓越：唯有攜手共創成果，才能為病患的生命帶來改變。我們聚焦於重要的事務、當責合作並衡量成果。

平等：每個人都應得到重視、傾聽和關注。我們必須展現多元、行事正直和縮短醫療差距。

喜悅：我們全心投入工作，並從中獲得回報。當我們對工作引以為榮、彼此認同，就能樂在其中。

當然，在2019年1月，我們提出「持續創新以改變病患生命」時，沒有人想到在短短兩年內，我們公司的轉變能改變那麼多人的生命。我們研發出全世界第一支安全又有效的疫苗，還在許多國家獲准接種，用來對抗全球大流行的疫情。我們能夠成功，不是因為運氣，而是因為我們已經做好準備。

輝瑞的員工在新冠疫情爆發的前幾年已經學到：有勇氣大膽創新，做出艱難、反直覺的決定，而且我們不只是允許他們這麼做，甚至是期待他們這麼做；追求卓越不是為了彰顯自己，而是為了服務病人；堅守平等、減少醫療上的貧富差距不是別人關心的問題，而是我們使命當中非常重要的一部分；以及，造福世人將在我們心中點燃喜悅的火花，讓我們引以為傲，甘於奉獻。「勇氣」、「卓越」、「平等」與「喜悅」這四個強而有力的語詞就是輝瑞文化的精髓，也是我們生活中的一部分，讓我們得以做好準備，面對未來的挑戰。

「登月任務」（moonshot）的想法現在已經重新興起。這個詞最初出現在1949年，當時美國人正在考量太空探索的壯舉。好巧不巧，疫苗研發剛好在這個時期出現重大進展。可以同時預防白喉、破傷風、百日咳的三合一DTP疫苗問世了；幾年後，在1955年，兒童與青少年也開始接種小兒麻痺疫苗。然而，到了1960年代，「登月任務」才終於收錄進辭典中，當時甘迺迪總統提出登陸月球的願景，不但要把太空人送上月球，還要讓他們安全返回地球。甘迺迪表示，他會選定登月作為目標，不是因為這件事很容易辦到，而是因為這項任務困難重重：「這項目標可以讓我們測試自己的力量與技能的顛峰在哪裡；此外，這是我們現在願意接受的挑戰，不能再拖延了，而且我們志在必得。」

倫敦大學學院（University College London）創新與公共

價值經濟學教授瑪麗安娜・馬祖卡托（Mariana Mazzucato）在近期出版的著作《使命經濟學：改變資本主義的登月任務指南》（*Mission Economy: A Moonshot Guide to Changing Capitalism*）中論道，甘迺迪提出的登月任務影響世人甚鉅，出現很多「外溢效應」。而這些技術與組織創新在一開始並無法預測，因為這項任務是「解決問題的大規模演練」。因此，我覺得以「登月任務」為本書取名再適切不過。我們要研發出一種新的疫苗來對抗新冠肺炎，正如甘迺迪提出的「登月任務」，就是解決問題的大規模演練。這樣的演練讓我們得以在九個月的時間內，以近十年的科學知識作為扎實的基礎，並且在其他許多科學領域中產生「外溢效應」，進而影響地球眾生，這是我們在一開始完全想像不到的結果。

對我個人以及作為一位領導者而言，本書述說的這九個月歷程，正是我這一生中最具挑戰性、也最有成就感的一段歷程。我們成功的故事是由下列三股力量互相碰撞產生的奇蹟：科學的力量、一間充滿活力的民營公司對社會的重要性，以及人類在創造發明上的巨大潛能。

現今，我們每一個人都發現到自己面臨巨大的挑戰，從氣候變遷到社會分裂、不平等，每一個社區都有一大堆問題。我將在本書中分享我們的登月故事，其中包含我們面臨的挑戰、我們得到的教訓，以及讓我們實現目標的核心價值。不管你的「登月任務」是什麼，希望這個故事能給你啟發，成為你的登月指南。

第 1 章

非比尋常的事業

重要的不是在你身上發生什麼事，而是你
如何反應。

—— 愛比克泰德

（Epictetus，西元 50 ～ 135 年）

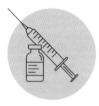

我擔任輝瑞執行長的第十五個月，在武漢爆發的新型冠狀病毒造成的疾病已經迅速在各地蔓延開來，從流行病（epidemic）變成肆虐全世界的全球大流行（pandemic）。我們在中國的團隊已經被迫在家工作。美國西雅圖附近出現首例已知的死亡病例，突然間許多城市、運動聯盟，甚至股市都陷入混亂。

2020 年初，川普總統緊急邀請我和其他大型製藥公司與公衛科學家，在 3 月 2 日到白宮內閣會議室開會。由於當時我人在歐洲，正準備在達爾菲經濟論壇（Delphi Economic Forum）發表主題演講，因此我請我們的研發主管米凱爾・多爾斯騰（Mikael Dolsten）代替我去白宮開會。米凱爾是瑞典訓練出來的醫生，也是一位科學家，曾經參與研發超過 30 種已獲核准的藥物。他在 2009 年加入輝瑞擔任科學長，帶領研發部門，我們多年來都一直保持密切的合作關係。儘管他因為家人確診新冠肺炎而飽受煎熬，在我們的登月任務中他依然扮演關鍵角色。

白宮的會議將在週一舉行，而我的電話在週日中午時分響起。米凱爾提前一天抵達華府，正在竭力思索應該向川普政府傳達哪些重點。到那時為止，我們大抵都在討論要開發出有助於病人存活的治療方式。然而，換一個角度來思考，如果我們能先研究出預防病毒感染的疫苗呢？換句話說，我們要把資源用於治療，還是預防？

就新冠肺炎而言，光靠治療無法結束這場全球大流行，疫苗才是釜底抽薪的辦法。歐洲疫苗組織（Vaccines Europe）在2018年6月發表的一篇研究報告論道，疫苗是「有史以來最具有經濟效益的公衛介入措施」，並指出兒童疫苗接種是「20世紀最偉大的醫學成功故事。」根據世界衛生組織統計，疫苗可使全球200～300萬人避免死亡。然而，每年仍有150萬人死於疫苗可預防的疾病，光是在美國就有4萬2,000個死亡病例可以及早避免。在全球，五歲以下的兒童每五個就有一個人沒有機會接種可以拯救人命的疫苗。除了乾淨的水源與衛生措施，疫苗對公共衛生的影響最深遠。所以我就任執行長之後，即大幅增加在疫苗研究上的投資。

那天我在電話中和米凱爾取得共識，我們一致認為這種病毒跟其他病毒大不相同，必須嚴陣以待，因此都積極想要優先研發疫苗。輝瑞製造疫苗的能力與眾不同，特別是我們的疫苗製程從頭到尾都是高度整合的流程，也就是說，從早期研究到後期試驗與臨床發展，各個步驟都能環環相扣。

此外，我們還擁有全世界首屈一指的疫苗研究團隊。這支精銳部隊是由一位不屈不撓、勇氣過人的德國科學家凱瑟琳‧詹森（Kathrin Jansen）領軍，因此我們如同握有一張王牌。凱瑟琳來自東德，一家人在柏林圍牆倒塌前逃到西德；她在德國接受教育並成為微生物學家，隨後在美國康乃爾大學（Cornell University）進行博士後研究。進入輝瑞之前，凱瑟琳曾在惠氏（Wyeth）、默克（Merck）、葛蘭素史克等公司服務，帶領團隊突破各種障礙。如今，她領導一群全球聞名的輝瑞科學家，在紐約州珍珠河鎮（Pearl River）的實驗室裡埋頭苦幹。費城兒童醫院（Children's Hospital of Philadelphia）疫苗教育中心主任保羅‧歐菲特（Paul Offit）對醫藥新聞網站「立即新聞」（STAT）的記者說：「詹森就是最好的疫苗研究領導者。她是重要疫苗的女戰士。如果有人認為藥廠全是唯利是圖的惡霸，都應該好好認識凱瑟琳‧詹森這樣的人物。」

還記得當時我對米凱爾說：「如果我們不做，那誰要做？請你告訴白宮，我們將全力研發疫苗。」隨後我也聽見米凱爾話語中的興奮之情。

　　第二天，川普總統、副總統麥克・彭斯（Mike Pence）、衛生及服務部部長艾力克斯・阿札爾（Alex Azar）、國家衛生研究院的安東尼・佛奇（Anthony Fauci）、疾病管制與預防中心（CDC）的幾位領導者，以及醫藥產業的同行都聚集在白宮內閣會議室開會。大家的討論側重在治療方面。

　　然而輪到米凱爾發言時，他告訴總統：「我們要追求的不是單一解決方案，而是應該提供好幾種方法，而且治療與疫苗必須雙管齊下。」他接著說明輝瑞已經啟動一項治療計畫，也在疫苗研究投入所有必要的資源。我們組了一支三萬人的團隊，致力於設計臨床研究，研發針對新冠肺炎的治療方法與疫苗。米凱爾還說，輝瑞已經動員公司在世界各地的疫苗專家，準備研發新冠疫苗，我們也將和今天與會的每一個人分享未來得到的研究成果。有鑑於情況急迫，我們將齊心努力，迅速採取行動。川普總統回應說：「好極了。非常感謝。這實在令人興奮。」

　　當天稍晚，米凱爾打電話給我，報告當天會議的情況。他告訴我，會議上的討論大抵和治療有關，而非預防。他說：「當我提到我們也會努力開發疫苗時，佛奇似乎相當期待。」

同時，疫情擴散的速度教人措手不及，世界在一夕之間變了調。邀請我前去演講的達爾菲經濟論壇因為疫情緊急，突然宣告延期。我彷彿聽到震耳欲聾的警鈴聲，當下決定提前打道回府。我在飛機上不斷思考這種冠狀病毒帶來的衝擊，以及為了因應這場危機，輝瑞應該先做什麼。

冠狀病毒是一個龐大的病毒家族，因病毒表面有許多形似皇冠的棘蛋白凸起而得名，這種病毒並不是第一次威脅人類社會。2003 年，冠狀病毒就曾經引發嚴重急性呼吸道症候群（Severe Acute Respiratory Syndrome，簡稱 SARS）而震撼全球，而且病毒迅速蔓延到全球，共有數千人受到感染，死亡率約為 10％。香港與德國的實驗室以及美國疾病管制與預防中心證實，這種疾病源於一種新型的冠狀病毒；所幸疫情在短短幾個月內就受到控制。

幾年後，也就是在 2012 年，另一種新型冠狀病毒從受感染的單峰駱駝轉移到人類身上，造成另一種呼吸症候群，也就是中東呼吸症候群（Middle East Respiratory Syndrome Coronavirus，簡稱MERS），而這種病毒則名為中東呼吸症候群冠狀病毒（MERS-CoV）。

然而，目前這場新冠疫情看來似乎有所不同。舉例來說，我們不得不關閉中國的辦公室，以免員工遭到感染。當初SARS或MERS流行的時候，情況還不至於如此。我們分布在全世界各地的分公司與廠房是否都得關閉？我還從中國的情況了解到，新冠疫情爆發的頭幾週，在遭受感染的地區內，所有醫院都已經不堪負荷。這種情況也會發生在其他國家地區嗎？如果是的話，那些醫院的醫療量能是否足夠，可以收治擠滿加護病房的病人嗎？對輝瑞而言，這個問題有另一個詮釋的角度是：我們是否能提供數量充足的藥品給有需要的病人？我開始想像，最糟糕的噩夢就是當全球對醫院藥品的需求呈現指數成長，我們的生產據點卻因為疫情而被迫關閉，無法供給足夠的藥品。

最後，我問自己兩個問題：萬一就像中國面臨的情況，醫生目前手中的藥品無法有效對付病毒，該怎麼辦？輝瑞能夠做些什麼？我知道我們在2012年針對MERS測試過一些分子有不錯的抗病毒效果，也許我們可以試試，看它能不能對付這次來襲的新冠病毒。

　　在返家的長途航班上，我從手提包中拿出一本輝瑞董事會筆記本，並且思索了好幾個小時，同時寫下我的想法。飛機降落前，我把幾項重點合併起來，並且刪除目前看來沒那麼重要的事項。最後，我拿出一張白紙，寫下心裡想的三大優先事項：

1. 員工的安全和福祉。
2. 關鍵藥品的供應。
   醫院！！！
3. 新冠肺炎的醫療解決方案。
   a. 疫苗！！！
   b. 治療

　　第二天，我回到紐約聯合國大樓附近的輝瑞總部，打開執行領導團隊會議室的大門。我們將這間會議室命名為「目標圈」（Purpose Circle）；我一上任就把會議室的桌子搬走，讓與會者坐在舒適的椅子上，圍成一個圈。起初，不是每一個人都喜歡這樣的安排，他們依然比較喜歡傳統的會議

Pfizer

BOARD OF DIRECTORS

1. Safety & wellbeing of
   employees
2. Supply of critical medicines
   Hospitals !!!
3. Medical solutions for Covid
   a. Vaccine !!!
   b. Treatments

艾伯特・博爾拉的手寫筆記，寫於從希臘返國的飛機上。當時是 2020 年 3 月，新冠肺炎全球大流行初期，他正在思考輝瑞的優先事項。（圖片來源：輝瑞大藥廠）

室。不過，牆上醒目的寫著我們的使命「持續創新以改變病
患生命」，即使不喜歡新做法的人也會欣賞這樣的風景。

在另一面牆上，則是掛著每一位主管親自挑選的病人
照片，激勵我們不要遺忘，我們所做的決定對這些病人有多
麼重要；這就像是提醒我們必須把他們擺在第一位。照片
裡的人影可能是某一位主管的父親或母親，有些是朋友的
照片，或是患病的鄰居孩子照片。我則是掛上女兒瑟麗絲
（Selise）的照片。

瑟麗絲和她的雙胞胎哥哥莫伊（Mois）都是早產兒。
當時，我在輝瑞的波蘭分公司工作，和妻子住在華沙，因此
瑟麗絲和莫伊都是在當地出生。相較於莫伊健康順產，瑟麗
絲在出生時有好幾分鐘缺氧，致使腦室附近區域有些細胞受
損。她因此罹患腦性麻痺，出現肢體運動功能的障礙。我的
妻子米莉安（Myriam）自此奉獻所有心力照顧她，確保她
不會受到疾病的限制，可以順利長大成人，成為獨立、有成
就的人。她帶著瑟麗絲四處就醫，從物理治療嘗試到肌筋膜
治療。她拒絕接受「命運的安排」，不斷告訴我和其他人，
有一天瑟麗絲能成為舞蹈家，甚至能跑馬拉松。我想，會設
定如此大膽的目標，應該是家族基因使然。米莉安每天花好

幾個小時在網路上搜尋正在開發的新藥,例如細胞療法,一旦成功,瑟麗絲大腦中因為缺氧而受損的細胞就有機會自行重建。由於米莉安的付出,今天瑟麗絲已經是巴納德學院(Barnard College)的學生,學業優異,住在學校宿舍,過著獨立、充實的生活。

在我撰寫本書時,瑟麗絲計畫攻讀都市研究,因為她非常關心打造更平等的城市。她希望能幫助別人,讓人們變得更快樂、更健康。可惜,我們現在還沒開發出新藥可以幫助瑟麗絲重建腦細胞,因此她依然不能跳舞、奔跑,沒有柺杖甚至無法走路。但我相信,總有一天新藥必然會及時到來,幫助其他孩子,也幫助我們做更多事。因此,我把瑟麗絲的照片掛在會議室牆上,提醒我永遠把病人放在第一位。那天,在那間會議室裡,我們做了很多重要決定,這些決定都和我在飛機上寫的三大優先事項息息相關。

其實,那天的討論主題本來不是新冠肺炎,而是要繼續討論正在進行的重大業務重組。因為我們在2019年決定擴大在研發和發展數位能力的投資,加上必須減少行銷與行政方面的成本,毫不意外的引發不少焦慮和緊張。那時,新冠肺炎還不是核心焦點,每一位主管仍然在摸索自己在公司重組後的位置。身為執行長,我應該具備「蜘蛛感應」的能力,敏銳察覺領導團隊內部的緊張氛圍。

在 2020 年 3 月初,我發覺我們重新構想輝瑞的組織結構已經導致眾人情緒沸騰。為了減輕壓力,我計畫找一個晚上和執行團隊一起前往紐約第九大道上的砸吧(Break Bar)。正如其名,它的廣告這樣形容:「在砸吧,你可以享受到和其他酒吧一樣的體驗,但是這裡多了一些意外,或是說多了一些『粉碎聲』。當你喝完手中的烈酒、啤酒或葡萄酒……可以把這些酒杯砸個稀爛。」你還可以預訂不同等級的「憤怒屋」(Rage Room),從輕微的「發脾氣」到「暴怒」都有。我覺得這樣的安排很有創意,我想讓團隊知道我了解他們的感受。只是我們終究沒去成。因為新冠疫情導致的封城措施,我們不得不取消所有計畫。

3 月中旬,原本計畫晚上要去砸吧那一天,我們在會議室圍成一個圈,召開執行領導團隊週會時,我們已經被新冠肺炎的陰影籠罩。我明確表示,為了因應這樣的局面,我們必須採取行動。我與主管討論我在飛機上寫下的優先事項:員工的安全和福祉;維持關鍵藥品的供應;以及針對新冠肺炎開發全新的醫療解決方案。接著,我們開始做決定。

　　最早達成共識也最困難的一項決定是，關閉我們在世界各地的分公司辦公室，採取遠距工作模式。在紐約全面封城之前，我們已經辯論過這個問題。我在會議室裡走來走去，聽取每一個人的意見。顯然，大家都有不同的看法。聽完他們的意見後，我得做出決定。我心意已決。「我們必須關閉所有辦公室，開始遠距工作。」我轉向數位長方希卡，對她說：「事關重大，我們就靠妳了。」

　　對我來說，這是個艱難的決定。我生性外向，喜歡與人互動，從中獲得能量。我必須看著別人的眼睛，解讀他們的肢體語言，在談完困難的事情後，陪著他們在長廊上走一小段路。因此，我要如何在家工作？讓我驚訝的是，一旦開始遠距工作，我發現這種轉變竟然一點也不難。走過廚房後，向左轉是洗衣房，右轉就是我在家辦公的地方。這個房間很小，待超過四個人就太擠了。但是，房間大小不再重要。在接下來的18個月內，數十個人可以同時出現在我的新電腦螢幕上，我依然可以看著他們的眼睛，解讀他們的肢體語言，至少在螢幕上可以看到他們身體的一部分。

　　當我們做出決定後，有人問道：「如果關閉辦公室，在公司大樓工作的外包廠商員工要怎麼辦？」我們和許多大公司一樣，郵務、保全、餐飲、環境清潔等工作都是和外部廠商簽約，由他們提供服務。我們和他們的員工一起工作，而我們的員工都把他們當成輝瑞大家庭的成員。其實，決定遠距工作後，我的第一個念頭是：路易斯怎麼辦？路易斯・佩多莫（Luis Perdomo）是我們餐飲部的咖啡師，有點像是輝瑞的傳奇人物了。他也是快樂的化身，他的笑容能讓整間屋子都亮起來。公司裡很多人都有喝咖啡的習慣，所以我們一到公司，總會去他那裡報到。

其實，路易斯的人生挺辛苦的。幾年前，他兒子才十幾歲就罹患癌症不幸夭亡。儘管如此，他總是帶著笑容，給人們溫暖的話語，如果你夠幸運，還能在一早得到他的擁抱。由於他就像寶石一般珍貴，儘管他畢生熱愛波士頓紅襪隊，我們還是不得不原諒他。

如果我們長期關閉辦公室，外包廠商提供的服務也會跟著中止，像路易斯那樣優秀的人員可能會失業。於是我說：「外包廠商如果承諾繼續雇用為我們服務的人，我們就繼續定期付款給他們吧。」每一個人都認為這麼做是對的。這件事就由我們的招標採購團隊負責，和每一間承包商洽談，並且盡可能定期付款給他們。這些早期決定符合我在飛機上擬定的第一優先事項：員工的安全與福祉。我很高興能做到這點，因為我就像其他公司的執行長，肩上承擔巨大的責任，必須照顧分布在世界各地的九萬名輝瑞員工，護衛他們的健康與幸福。

此外，我們身為醫療衛生產業的尖兵，在這場健康危機當中，應該擔負更大的責任。我們為全球數億名病人開發、製造藥品。飽受癌症、心臟疾病、關節炎等病症折磨的病人每一天都仰賴我們的藥品而活。因此，我們在世界各地的研究中心與工廠不能關閉。那時我心中的恐懼加劇，使我將優先事項的第二點訂為：維持關鍵藥品的供應。無論新冠肺炎存在與否，我們都必須供給病人所需的藥品。我擔心可能會出現必需藥品短缺的狀況，也就是「庫存中斷」的問題，尤其特別擔心醫院的情況。不久後醫院將人滿為患，而輝瑞是世界最大的醫院注射藥品供應商。我和財務長法蘭克・達梅立歐（Frank D'Amelio）討論這個問題。法蘭克是我們公司備受尊敬的老將，總是喜歡捲起袖子採取行動來解決問題。由於他也負責監督生產狀況，他警告我庫存中斷將無可避免。他表示，這些藥品的需求量可能增加至 10 ～ 50 倍，而在疫情限制之下，很難提高產量。於是，我召集團隊，懇求他們在這次的危機中全力以赴，設法滿足病人的需求。我們沒有失敗的餘地。他們了解眼前面臨的挑戰，立刻啟動作戰模式。

多年前我們制定一套危機管理計畫，正是為了因應這種緊急狀況，因此我們知道要怎麼做。製造部門的主管已經啟動這項計畫，所以當時工廠是在「二級戒備」下運作，採取一定的限制以及特殊的安全措施。不過，我們決定將所有工廠提升到「三級戒備」狀態，只允許必要的作業人員進入廠房，並採取更嚴格的安全措施。在接下來幾週，生產線員工的奉獻精神教我感動；他們的缺勤率持續維持在3%以下。現在，辦公室人員都在家工作，但生產線的員工每天仍需按時進入廠房工作，我認為我對他們負有責任。我覺得必須表態支持他們，因此要求到訪一座生產基地，以便向員工表示我和他們站在同一陣線上。然而，他們的主管不同意我這麼做。我的幕僚長暨多年來的知心工作夥伴黛博拉・曼戈尼（Deb Mangone）打電話告訴我這個消息。

「艾伯特，他們說你不應該去。」

「為什麼？」我問道。

「因為你不是生產線上不可或缺的人員，」她笑著說。

這一刻，我了解這些人是多麼的專業，也相信我們走對了路。

回到「目標圈」，這次的會議時間即將結束，但我們仍然必須討論影響最大的優先事項，也就是針對新冠肺炎開發全新的醫療解決方案。在新冠病毒基因定序結果公布之後，我們隨即從分子庫中尋找有效的抗病毒化合物。我們找出幾個有潛力的化合物，但還需要進行更多試驗。此外，幾天前我才和研發主管米凱爾・多爾斯騰達成共識，要向總統承諾我們將致力開發新冠疫苗。我們討論過治療藥物和新疫苗的開發，但這些計畫都需要龐大的經費。財務長法蘭克・達梅立歐提醒我，我們還沒編列預算，並且詢問到底要花多少錢。米凱爾提出一個大概的數字，我還記得當時法蘭克驚訝得下巴都快掉了。

「天啊！」法蘭克一邊驚嘆，一邊在筆記本寫下數字。

更糟的是，我們的生物製藥集團總裁黃瑋明（Angela Hwang）表示，她擔心封城會對我們目前業務的預計營收數字產生極大的衝擊。黃瑋明執掌輝瑞所有的商業活動，是我所知最精明的業務領導者。因此，我很重視她的意見。畢竟，她的憂慮很有道理，我們不但要花大錢，開支將遠遠超出原來的預算，營收也會低於原先的預測，任何一間上市公司都很難安然度過這兩方面的夾擊。當我們掙扎著面對這些現實的數字時，我詢問與會主管的意見，了解他們對這個問題的看法。結果，他們都有同樣的感受：我們必須義無反顧的去做。疫情如此嚴峻，無數人的性命飽受威脅，財務數字應該不是最重要的考量。我真心為我們的團隊感到驕傲，並且指著牆上我們摯愛的病人照片說道：「顯然，這件事非比尋常。就算今年超出預算，明年也不會有人記得。但如果我們錯失這個機會，這輩子都將後悔莫及。」

　　會議結束後，我和與會的每一位執行領導團隊成員詳談，針對決議內容指派特定的任務給他們。我感覺得到大家都下定決心，準備拚盡全力。而他們也從我的身上感覺到，我們將並肩作戰。這是 2020 年我們最後一次在「目標圈」見面，但是這場會議已經為日後的戰鬥奠定基礎。這一天就是我們「輝瑞登月任務」的開端。

第 2 章

顯而易見，
不見得總是最好

如果沒有勇氣，你將一事無成。勇氣是最
接近榮耀的偉大特質。

　　　　　　　　　　——　亞里斯多德
　　（Aristotle，西元前 384 ～ 322 年）

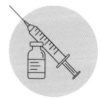

　　在2020年剩下的九個月裡，我們備受煎熬，必須做出幾百個艱難的決定。很多決定都落在我身上，可想而知這樣的壓力有多大。數十億人、數百萬間公司、幾百個政府都對醫療產業寄予厚望，我們公司是這個產業的領頭羊，而我是這間公司的執行長，甚至才上任不久，可以想見這項任務有多艱巨、我肩上的壓力有多重。我覺得應該挺身而出，但我們面對的風險超乎想像，不只涉及全球所有人的健康，還是人類百年來未曾經歷過的全球大流行，同時也牽涉到全球經濟的命運，世界各國皆因封城和恐懼而陷入癱瘓。更糟的是，這也是一場政治辯論。此刻，美國總統大選進行得如火如荼，社會兩極化分裂嚴重。疫情不該與政治掛鉤；而疫情的政治化也為我們帶來壓力。我必須面對這一切，同時還要帶領團隊，早日提出拯救世人性命的解決方案。

　　我們的做法並非沒有缺點，但幸好就我們所做的決定而言，做對的事要比做錯的事來得多。最重要的是，我們很幸運，做對了最具有挑戰性的關鍵決定。回顧過去，最重要的一項決定就是利用mRNA技術來研發新冠疫苗。不只是因為不同的選擇會造成截然不同的結果，也因為這是最違反直覺的決定。最簡單的選擇其實就是不使用mRNA技術，因為這項技術需要很多前瞻思維，也需要非凡的勇氣，但我們卻因此而取得聖杯。

　　我要求團隊在最短的時間研發出有效的疫苗時，他們有很多選擇。然而，以莫德納公司*為例，對他們來說唯一的關鍵問題是：到底要不要開發新冠疫苗？至於要採用哪一種技術，對他們來說根本不是問題。他們在mRNA技術方面已經爐火純青，如果決定要開發疫苗，採用mRNA技術顯然是唯一的選擇。但是我們的情況則完全不同。我們的研究團隊在許多種不同的疫苗開發技術平台都有豐富的經驗，如腺病毒、重組蛋白、結合型疫苗，以及mRNA疫苗等。我給團隊的第一個挑戰是，建議公司應該選擇哪一種技術平台。研究團隊經過一番辯論後，令我驚訝的是，他們的首選是mRNA技術平台。

　　兩年前，我們開始和一間名為BNT（BioNTech）的德國生物科技公司合作；這間公司是由一對謙虛親切、散發領導魅力的夫妻所創立，主要致力於癌症治療。當時，我們覺

---

* 譯注：莫德納公司（Moderna）是幹細胞生物學家德里克・羅西（Derrick Rossi）在2010年創立，原名為莫德納醫療（Moderna Therapeutics），核心技術就是mRNA技術。

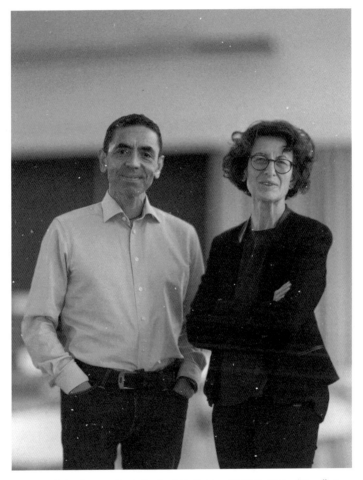

吳沙忻博士（Uğur Şahin）與厄茲勒姆・圖雷西博士（Dr. Özlem
Türeci），BNT 公司的創辦人夫妻檔，是輝瑞研發新冠疫苗的合
作夥伴。（照片來源：BNT/Stepan Albrecht）

得他們的mRNA技術或許能夠幫助我們研發出更有效的季節性流感疫苗。我向來都是mRNA疫苗的忠實粉絲，相信我們有望使流感疫苗出現革命性的轉變，但心中一直認為要有這樣的突破還需要幾年的工夫。研發主管米凱爾‧多爾斯騰告訴我將採用mRNA技術時，我的第一個反應是驚訝。對我們來說，採用這種技術來研發新冠肺炎並不是簡單、顯而易見的選擇。

儘管mRNA疫苗不是萬靈丹，無法對付每一場流行病或全球大流行，但是以這場新冠肺炎全球大流行而言，的確有助於拯救世界。因此，在描述我與米凱爾討論的內容之前，值得仔細述說mRNA疫苗的故事。

在自然界中，mRNA是一種單股結構的化學分子，而基因當中的DNA是雙股結構的分子，mRNA可以和其中一股互補。*DNA擁有組成身體與維持運作所需要的所有訊息，例如使身體生成某種蛋白質的指令，而這種蛋白質可能是對維持身體運作非常重要的荷爾蒙。這些指令都編碼在我

---

* 編注：指的是在DNA或某些雙股RNA分子結構中，化學物質會透過分子之間的作用力形成配對。

們的DNA中代代相傳，當我們的身體需要製造某種荷爾蒙時，DNA就會把指令複製到一個mRNA分子上，傳送給名為核糖體（ribosome）的胞器，核糖體會在mRNA上移動、讀取訊息，並且依照指令製造荷爾蒙。

很多不同種類的疫苗都有助於預防感染，但所有疫苗的目標都一樣，也就是要訓練免疫系統辨識、抵禦疾病傳染原，也就是所謂的病原體（pathogen）。疫苗裡通常含有減弱毒性或死亡的病原體，或是不具傳染力的部分病原體。這些物質不會引發疾病，但是免疫系統能夠辨識出它是外來的入侵者，並且動員防禦系統，也就是抗體與T細胞。一旦真正的病原體出現，身體就已經做好準備，數以百萬計的抗體與T細胞會立即對病原體發動攻擊，減少致病的機會。

不過，新的mRNA疫苗不同。這種疫苗不是用實際的病原體製造出來，所以不含弱化或死亡的病毒，也沒有不具傳染力的部分病毒或細菌，而是包含各種指令，說明如何製造出構成病原體片段的蛋白質。因此，當我們接種疫苗後，體內的核糖體會讀取注射至體內的mRNA，並開始製造病原體片段。隨即，免疫系統會將這些蛋白質視為入侵者，發動免疫反應，以後一旦遭到真正的病原體感染時，就能使我們免於受到傷害。簡單來說，mRNA可以教身體自行製造疫苗，注射到人體的東西其實是一套關於如何自保的指令。

菲利普·杜米澤（Philip Dormitzer）本來在諾華（Novartis）服務，由於諾華退出疫苗市場，他在2015年加入我們，成為輝瑞副總裁暨病毒疫苗科學長。菲利普帶領的團隊研發出一種合成法，用來更新流感疫苗病毒株，以因應流感的全球大流行。他們發現合成技術有可能用來改善流感疫苗，增加流行病毒株的匹配，而且生產數量與速度都超過傳統製程。2012年，菲利普等人發表一篇文章指出，包裹在脂質奈米顆粒（lipid nanoparticle）中的自我擴增RNA（self-amplifying RNA）能夠引發顯著的抗體與T細胞反應。這些發現提前揭露未來疫苗的發展。

輝瑞一直對RNA很感興趣，其中一個原因是RNA能迅速回應變化，而且具有一致性。雖然RNA分子的行為可能會有變化，但一般而言，和病毒或蛋白質相比，一段RNA和另一段RNA的表現差異不大。比起傳統疫苗，我們更喜歡mRNA疫苗技術的靈活性。這樣的特性可以改變疫苗中的RNA序列，即使現有疫苗無法完全匹配新興的病毒株，也依然有可能應付它。

　　2018年，為了在季節性流感的研發上尋求突破，輝瑞要求疫苗研究團隊主管凱瑟琳・詹森和她的團隊尋找合作夥伴，以加速mRNA疫苗的進展。在尋求合作夥伴的過程中，凱瑟琳和土耳其裔德國人、BNT公司共同創辦人暨執行長吳沙忻（Uğur Şahin）一見如故。吳沙忻來到我們位於紐約州珍珠河鎮的疫苗研發中心，解說他們的mRNA技術。他後來告訴我，凱瑟琳一開始對他們提出很多尖銳的問題，但他看得出來，最後她已經心服口服。

　　在這之前我們接觸過許多間公司，因此幾乎馬上就發覺BNT與眾不同，因為他們對於哪一種RNA可能奏效還沒有定論。換句話說，他們不願意只研究其中一種方法而放棄其他方法。這些人來自變化多端且神祕的腫瘤學研究世界，所以對各種方法都抱持好奇與開放的態度。儘管他們是老成的科學研究人員，也不會輕忽直覺的力量。由於理念相近，輝瑞和BNT很快就決定攜手合作，雙方簽訂為期三年的研究合作協議書。在這段期間，BNT把技術與授權轉移給我們，以共同研發新型流感疫苗。當時，我是公司的營運長，這份協議書一送到我桌上，我立即就簽字了。以輝瑞的標準而言，這只是個小案子，所以我用不著去見BNT的執行長。當時我渾然不知，這項小小的mRNA流感疫苗研發合作計畫，會在兩年後新冠疫情侵襲時讓我們搶得先機。

2020年1月，正當新冠肺炎在中國蔓延開來，我們的BNT合作夥伴是最早開始研究這種病毒的其中一群人。他們從網路取得資料，研究病毒的序列與影響力。中國的研究人員在2020年1月11日釋出這個病毒的基因序列。然而，我們仍然不了解病毒傳播的途徑，眼看著疫情就要失控。研發出對付這種病毒的疫苗成為一項重大的任務，BNT需要合作夥伴。由於我們和BNT互動良好，而且已經透過共同研究流感疫苗的計畫建立起信賴關係，吳沙忻想到我們，於是打電話給凱瑟琳。但是在凱瑟琳接到吳沙忻的電話之前，我早已問過凱瑟琳和她的團隊，如果輝瑞要自行研發疫苗，應該利用哪一個技術平台。凱瑟琳建議採用mRNA技術，米凱爾・多爾斯騰隨後透過FaceTime把她們的建議告訴我。我大吃一驚。

「米凱爾，說真的，我沒想到她們會建議採用mRNA技術，」我告訴他：「這是風險很大而且相當複雜的賭注。」

我的疑慮是基於事實與理性思考。首先，雖然我們看

好這種技術，但它至今仍未證實有效。如果我們成功了，
這不只是第一支新冠疫苗，也將是世界上第一支mRNA疫
苗。相形之下，我們對腺病毒和蛋白質技術平台要熟悉得
多，而且已經利用它們開發出許多種成功的疫苗。第二，我
們仍然需要和BNT洽談，才能達成協議，這個過程通常會
拖好幾個月。我們希望快點行動，如果還要花時間談判、簽
訂協議，時間的壓力會很大。第三，由於BNT是一間小公
司，輝瑞可能必須吸收所有的研發與生產成本；萬一失敗，
我們只能單獨承擔重大損失；如果成功，則必須和他們分享
利潤。我指出這些問題，並且和米凱爾討論。

「你確定要這麼做嗎？」我問。

米凱爾相當斬釘截鐵。由於我們研發過流感疫苗，他
相信mRNA技術是正確的選擇。

他說：「對於這種狀況來說，mRNA技術是理想的選
擇。不但很快就能把疫苗研發出來，也能迅速發展出次世代
疫苗和追加劑。如果利用腺病毒或其他病毒載體，*由於免疫

---

* 譯注：以腺病毒為載體的新冠疫苗會帶著新冠病毒的DNA片段進入人體細
　胞，複製出病毒蛋白讓免疫系統識別，藉此產生抗體。這種疫苗的強項是能
　誘發很強的免疫反應。

系統產生的抗體不只會對抗新冠病毒，也會對抗腺病毒，因此施打追加劑的效果會愈來愈差。」

米凱爾已經從先前的討論了解到，我很重視研發速度和頻繁改良的能力。我擔心2020年冬天會出現新一波疫情，甚至可能帶來更致命的威脅，就像百年前的1918年流感全球大流行；很不幸，我一語成讖。在那之前，我們必須趕快把疫苗研發出來。我還知道，具備這些特質的新冠病毒遲早會出現變異。重要的是，我們不但要有疫苗可用，還要能依照需求的頻率改良疫苗，同時保護力又不會減低。我漸漸明白米凱爾的理論依據，但還是打破沙鍋問到底。

「那麼採用蛋白質技術呢？」我問道。

他答道：「蛋白質技術是我們擅長的領域，我們當然可以利用這種技術平台來研製疫苗，差別在於mRNA疫苗可以引發體液免疫和細胞免疫反應，而蛋白質疫苗＊雖然能誘

＊ 譯注：指蛋白質次單位疫苗，原理是先取病毒的DNA培養出帶有病毒特徵的「假病毒」，接種疫苗後，免疫系統透過辨識特徵來產生抗體，遇到真病毒就會啟動攻擊。缺點是這種疫苗量產困難，且面對變種病毒時，mRNA疫苗只要改變疫苗中的RNA序列就能快速研發出來，蛋白質次單位疫苗則需要更長時間重新研發。

發很好的抗體反應，還不知道T細胞反應如何。」

　　我們也討論潛在的生產障礙以及mRNA疫苗研發計畫的前景，最後我則針對在匆忙之下和另一方合作表達憂慮。米凱爾認為凱瑟琳・詹森已經和BNT的創辦人建立良好關係，簽約一事應該不成問題。「好的，米凱爾，」我說：「我們召集團隊討論他們的提議吧。」由於我沒有打從一開始就否定mRNA疫苗的提議，也願意深入了解，米凱爾總算鬆一口氣。

　　幾天後，米凱爾召集凱瑟琳和她的科學家團隊。除了病毒疫苗科學長菲利普・杜米澤，她還邀請我們的疫苗臨床研發資深副總比爾・葛魯柏（Bill Gruber）。比爾是經過認證的小兒科專科醫生，也是兒童傳染病專家，在呼吸道疾病方面有數十年的經驗。他在萊斯大學（Rice University）取得學士學位，隨後到貝勒醫學院（Baylor College of Medicine）就讀，完成住院醫生訓練後，擔任博士後研究員，專攻兒童傳染病。之後，他在范德比大學（Vanderbilt University）任教，並致力於研究病毒性呼吸道感染，特別是呼吸道融合病毒（Respiratory Syncytial Virus，簡稱RSV）和流感。呼吸道融合病毒是一種常見的呼吸道病毒，通常會引起類似感冒的症狀。在新冠疫情爆發前,我們正在快馬加鞭研發對抗呼吸道融合病毒的疫苗,也已經累積可觀的知識,知道什麼東西有效、什麼東西無效。呼吸道融合病毒除了和新冠病毒一樣會引發呼吸道疾病,這種病毒也有皇冠般的棘蛋白凸起。此外,還有幾位非常傑出的科學家也參加這次的視訊會議。

「艾伯特,你想怎麼做呢?」凱瑟琳問道。

我說:「我們先把討論的焦點放在這次的機會上。如果採用這種技術,會有什麼好處?接下來就能討論如何克服我們面臨的挑戰。」

在這次的會議中,我們詳細討論兩天前我和米凱爾探討過的粗略概念。他們解釋說,這種技術能讓研究人員在很短的時間內設計、改良 mRNA。因為 mRNA 疫苗是合成的分子,不含活的病毒顆粒,因此這是一個非常明確的產品,可以根據需求多次追加接種或補強。而且不只是在全球大流行期間,日後當病毒變異需要增強免疫力時,也可以這麼做。傳統類型的疫苗可能需要花好幾個月來設計,而這種 mRNA 疫苗可能只需要一、兩週就能研發出來。他們告訴我，他們對 mRNA 技術相當熟悉，也認為這種技術已經成熟，可以用來製造疫苗。當我們討論採用這種技術面臨的挑戰時，科學長菲利普・杜米澤開口了。

「採用 mRNA 技術有助於加速研發進度，但是這種疫苗必須以超低溫儲存，才能在配送時維持穩定。」

我先前從沒想過這個問題，這時才意識到這可能是一個重要的缺點。

「有什麼解決辦法嗎？」我問。

「將來我們可以研發出結構穩定度比較高的疫苗，但是現在我們不得不處理這個問題。製造部門應該可以想出解決辦法。」

接著，我問他們，BNT 是否願意和我們一起研發新冠疫苗。凱瑟琳說，吳沙忻已經打過電話給她，表示有興趣合作。我覺得我們得做出決定了。顯然，採用 mRNA 技術平台要比其他選擇的風險更大，做法也比較複雜。但這是解決問題最快的方式，而且我的團隊完全支持這個選擇。

在生命科學領域中，疫苗專家的角色相當特殊。儘管所有醫生與生命科學家都在醫學領域服務病人，但我發現疫苗專家與他們不同。首先，疫苗專家通常只從事疫苗方面的工作，以保護人群為第一要務。第二，一般說來，他們比較保守。疫苗和治療疾病與慢性病症的藥物不同，疫苗是為了預防。因此，疫苗專家的思維完全不同，對風險與利弊的衡量也和大多數醫生不一樣。如果我是醫生，正在治療一位癌症病人，這時我計算風險的方式會和我在保護健康的民眾時有所差異。疫苗專家總是要面對重重質疑，讓人審視他們研究計畫的安全性與有效性，所以他們在做選擇時非常保守。因此，我想米凱爾與凱瑟琳等人必然對mRNA技術深信不移，才會選擇這種風險很大的做法。況且他們都是世界上最優秀的專家。我的直覺告訴我，這是正確的選擇，所以我做出決定。

「好，就用mRNA。我明天就打電話給BNT的執行長。」

我從未見過吳沙忻本人，甚至沒跟他講過電話。過去兩年，雖然我們是合作研發流感疫苗的夥伴，但我不需要和他說話，因為他總是會和凱瑟琳或米凱爾談。於是，我主動打電話給他，向他自我介紹，並表示我對新冠疫苗計畫的深切期許，這項計畫非成功不可。儘管我們個性截然不同，但打從一開始交談就很投緣，隨即擦出友誼的火花。我生性外向，是移民到美國的希臘猶太人，吳沙忻則比較內向，是移民到德國的土耳其穆斯林。我當下就感覺他是值得信賴的人。我們討論了合作原則，同意要讓科學驅動決策。最重要的是，我們的目標是要盡可能提供最安全也最有效的疫苗。我們這兩間公司都將致力於各自的拿手領域，同時也是互相對等的合作夥伴。最後，我告訴他，時間是關鍵，並且問他是否願意在正式簽約之前開始著手。

「吳沙忻，如果要敲定所有的協議、研究、製造以及商業合約，可能需要好幾個月的時間。」

「艾伯特，我們一言為定，」吳沙忻說：「我們可以馬上進行研究。請律師先擬定研究協議，準備好了我們就簽約。其他合約則可以慢慢來。」

我當下表示同意。這次危機非比尋常，需要非常手段。我覺得有 BNT 作為合作夥伴，我們將能從不同的角度來思考。

隔天，我們的團隊和位於德國的 BNT 團隊召開視訊會議，討論範圍非常廣泛，包括候選抗原、毒理學研究計畫、首次人體臨床試驗計畫、和監管機關的往來互動，以及製造時程等，甚至討論到如果生產基地被迫停工的災難應變計畫。雙方對基本的幾項計畫達成共識，並決定接下來每天都一起開會。幾週後，由於計畫已經上路，我們簽署合作意向書。至少要有這樣的書面文件，雙方律師才能放心。

4月9日，我們簽署合作協議書，表明雙方共同開發一支採用mRNA技術的頂尖冠狀病毒疫苗，以預防新冠肺炎感染。BNT從我們這裡獲得約7,200萬美元的簽約金，之後隨著研發計畫的進展，會再收到幾筆里程碑金，共約5億6,300萬美元，總金額上看6億3,600萬美元。此外，我們將斥資1億1,300萬美元現金收購BNT公司的股權；如此一來，以當時BNT公司的股價而言，我們的持股比例將達到2.3％。

根據合作協議書，雙方同意共同分擔所有的開發成本，疫苗商業化後賺到的利潤也將均分，但我們同意支付所有前期開發成本。萬一計畫失敗，輝瑞將獨自承擔所有損失。如果成功，BNT會支付應該負擔的開發成本給輝瑞，這筆錢將從產品商業化的利潤當中支付。由於這項合作計畫規模龐大又複雜，雙方對一些合約條款不免有歧見，但我們

確實同意讓BNT有權在德國與土耳其銷售疫苗，輝瑞則握
有世界其他地區的銷售權。不過，大中華地區包括中國、香
港、澳門與台灣的銷售權則不包含在協議當中，因為BNT
已經與中國一間公司簽約授權這個地區的代理權。輝瑞與
BNT的合作協議還列出雙方必須協商的具體事項，如製造
與商業合約。

　　接下來幾個月，我們都卯足全勁，致力於疫苗的研
發、核准申請以及製造。直到2020年結束，我們都還沒有
時間搞定所有製造與商業合約的細節。打從一開始簽訂合作
意向書以及合作協議書之後，我們就拚命衝刺。畢竟除了合
約，相互信賴一樣重要。直到2021年1月，我們才簽訂商業
合約。

第 **3** 章

大膽創新，
化不可能爲可能

對我們來說，問題不是把目標訂得太高卻達不到，而是訂得太低，不費吹灰之力就達成了。

—— 亞里斯多德

（Aristotle，西元前 384 ～ 322 年）

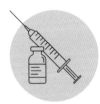

　　在一般情況下，研發一種疫苗需要好幾年，所以很多計畫都失敗了。以愛滋病為例，我們這些科學家已經努力了數十載，想要開發出對抗愛滋病毒的疫苗，至今卻尚未成功。從發現到開發，再到獲得核准、製造與銷售，每一種新的疫苗在接近人們的手臂之前，都必須遵循受到嚴格管制的流程，開發者也得有耐心以及毅力。實驗室裡的科學家為了一個根植於基礎科學的想法努力多年之後，才能開發出幾個「原型」，以供進一步的測試。如此反覆疊代的實驗過程通常得費時數年，而這些原型會在試管和動物身上試驗，然後又送回實驗室調整，並用來修正想法。理論上來說，這麼做可以提高預期的藥效與安全性。經過調整之後，再一次又一次的重新進行試驗，以找出最好的候選疫苗。

　　除此之外，我們還要進行臨床前與毒理學研究、反應原性研究、病毒中和研究、免疫原性研究、效力研究等非常專業的研究。在大多數的情況下，科學家根本沒有用來檢測、評估不同原型的測試與檢定方法，因此在測試原型之前，必須先把這些方法找出來。每次看到不理想的情況，例如實驗小鼠發燒或是中和病毒的效力偏低，我們就會額外進行更多實驗，以了解狀況並修改原型。當然，研究這些原型的分子工程師還有很多問題需要擔心。例如，這些原型在化學性與生物性方面都必須能夠進行量產。也就是說，如果成功，才能大規模的生產高品質的疫苗。否則，即使是很有潛力的原型，最後還是會功敗垂成。疫苗的研發有太多變數，不會每次都順利。許多看起來很有希望的分子，也會由於很難在實驗室外量產，我們只好作罷。

　　如果實驗室的臨床前研究成功了，我們將能夠從中找出幾種候選疫苗，並且有充分的理由相信它們既安全又有效。接下來就可以進行人體臨床試驗。首先，我們會透過研究來確認正確的劑量，也就是針對健康受試者進行第一期臨床試驗，這稱為「劑量遞增研究」。我們從非常小的劑量開始試驗，並密切注意受試者的狀況。我們也會為受試者做檢測，尋找任何可能引發安全顧慮的訊號。當所有的檢測結果都沒有問題，才能提高劑量，再重複相同的步驟。同時，我們會測量每一種劑量引發的人體生物反應。在這個階段，我們還無法評估疫苗的功效，但會改為尋找替代指標（surrogate endpoint），也就是可能用來衡量功效的指標，例如免疫系統受到刺激所引發的抗體和T細胞反應。接著，我們會逐步調高劑量，直到滿足替代指標的標準、確認有功效而且安全無虞。如果這一步無法達成，就得回到分子科學家那裡，改造候選疫苗，再用新的候選疫苗重新開始第一期臨床試驗。通常這個步驟會重複好幾次，如果不能成功，就得考慮中止計畫。

如果第一期臨床試驗成功，我們會將最好的候選疫苗送入下一個階段。在第二期臨床試驗裡，我們會嘗試不同的注射方案，例如打一劑或兩劑，如果打兩劑，要間隔三週還是六週，以及施打在不同年齡層等。我們嘗試多種組合，不斷測量安全性並根據替代指標衡量功效，直到找出最佳方案的組合。第二期臨床試驗要成功，就必須通過非常高的標準，因為這個階段過關，才能進行最後也最重要的第三期臨床試驗。我們可以從前兩個階段得知精確的試驗焦點，以啟動第三期臨床試驗。這個階段需要最多的資源與人力，目的在於取得必要的數據，以獲得監管機關的核准。如果成功，就有可用的疫苗了。若是失敗，研究計畫通常就此終止。因此，我們一定要在第一期和第二期的臨床試驗中選擇最好的候選疫苗和最佳方案，才有最好的機會。

第三期臨床試驗是關鍵，也是通過監管機關核准的必要條件。這個階段的研究必須依循美國食品藥物管理局

（Food and Drug Administration，簡稱FDA）或歐洲藥品管理局（European Medicines Agency，簡稱EMA）等監管機關制定的嚴格規定與標準，以確保科學研究的信實與嚴謹。通常，這個階段會進行很長一段時間，涉及好幾千名受試者（即參與者），由數百名在獨立機構（即試驗地點，通常是醫院）的醫生（即研究人員）負責監測。通常在這樣的研究中，我們會比較實驗組和對照組的狀態，實驗組注射的是評估中的疫苗，而對照組注射的是已獲得核准、符合目前標準照護（standard of care）的疫苗，如果還沒有針對同一種疾病的疫苗可用，則施打安慰劑。

根據研究設計，參與者與研究人員都不知道誰打了安慰劑，誰打了疫苗。疫苗和安慰劑會裝在完全相同的小玻璃瓶裡，只有讀取瓶身條碼並透過電腦演算法解讀，才能得知玻璃瓶的內容物。*這套演算法也會確保實驗組和對照組在性別、年齡、健康狀況等條件的組合比例都很相似。如此一來，我們才能確定試驗結果只會反映兩種藥劑之間的差異，而不會受到兩群參與者的條件組合差異的影響。通常，在第

---

* 譯注：這就是所謂的雙盲試驗。

三期臨床試驗中，我們不會以替代指標為基礎進行評估。這
時我們衡量的是真正的效力。參與者接受注射後繼續像以前
一樣生活，但研究人員會監測他們的健康狀況。有些人不免
接觸並感染到我們正在研究的疾病。在這種情況之下，監測
他們的研究人員將會透過實驗室檢驗，確認受試者確實感染
我們正在研究的疾病並做紀錄。當然，在那一刻，研究人員
也不知道受試者先前注射的是疫苗還是安慰劑。

　　根據臨床試驗的設計，臨床試驗計畫中的統計人員以
及監管機關人員，也就是由獨立專家組成的資料監測委員會
（Data Monitoring Committee），會預先設定試驗參與者的確
診病例總數，只有超過這個數字才能進行下一步。當我們累
積足夠的確認數，資料監測委員會將啟動解盲流程，以得知
有多少確診病例屬於實驗組，有多少則屬於對照組。委員會
將會做出決定，告訴我們應該繼續進行研究，因為實驗組和
對照組的確診病例數沒有達到統計顯著；或是告訴我們停止
研究，因為多做無益，實驗組和對照組不可能達到統計顯著
性；又或者告訴我們不必研究，因為疫苗證實有功效，已經
達到統計顯著性而且安全無虞。

　　當疫苗通過第三期臨床試驗，功效和安全性都已經確

認過後，就會觸發接下來的兩個步驟。藥廠的法規小組將依照監管機關的要求準備檔案，並附上所有的數據與資料以申請核准。一般而言，第一次申請核准的疫苗檔案會有數千頁之多。為了不出錯，每一份檔案都必須進行品質管制，這個過程相當耗時。同時，生產小組也要開始為了在工廠製造新疫苗做準備，包括訂購原料，有時甚至還需要採購要價數億美元的特殊設備。

當我要求研究團隊提出一項計畫，以研製出安全、有效的疫苗，並且加上時程表時，我早已深知每一個環節的複雜程度。這次的時程表看起來和以前截然不同。2020年春天，新冠肺炎造成的感染與死亡人數急遽攀升，這個世界正面臨一場前所未有的危機，我們必須挺身而出。我們有一支很棒的疫苗研究團隊，當中有些成員可說是全世界最傑出的科學家。他們立即著手研究。幾週後，在4月的一場視訊會議中，疫苗研究團隊主管凱瑟琳・詹森和她的團隊提出一項很有野心的計畫，要在2021年下半年完成關鍵的第三期臨床試驗。這項計畫能否實行，就看我們能不能把必須花費多年工夫的必要工作濃縮到18個月。在那場會議上，生產部門的最高主管麥克・麥德默特（Mike McDermott）提出一項

計畫，讓我們得以在18個月內開發出一種製程，包括尋找
合適的原料供應商，以及從零開始設計mRNA所需的特殊
設備。麥克說：「只要疫苗研發出來，我就可以在短短幾個
月內製造數千萬劑疫苗。」這時他正在家裡的辦公空間坐鎮
指揮，房間裡四處都放滿五個女兒的畫作。就藥物開發速度
以及生產規模而言，他的計畫將締造新的世界紀錄。

　　我們的團隊終於擬定這項野心勃勃的計畫，大家雖已
精疲力竭，仍難掩驕傲之情。但這時疫情急遽惡化，特別是
紐約市，我們當中有許多人都在這座城市居住、工作。當時
醫院人滿為患，加護病房呼吸器短缺，染病死者擠爆太平
間，很多大體只能堆放在醫院外面的冷凍車上。每晚我入睡
時以及隔日我醒來時，都為疫情而備感煎熬，這個疾病讓我
們付出太多代價。感染率與死亡人數屢創新高，全球經濟處
於危險之中，追尋疫情的解方比任何一個組織的未來更重要
得多，因為這關係到全世界的未來。自從我和米凱爾決定研
製疫苗以來，我愈來愈覺得這是唯一有效的解決方案。而我
們沒有時間了。我知道一個世紀前1918年流感的全球大流
行期間，第二波疫情比第一波更致命。我還知道，在下一個
秋季，我們將面臨流感與新冠肺炎的雙重夾擊。

　　於是我告訴團隊：「這項計畫還不夠好。我們必須提早在今年10月前研發出疫苗。而且，明年我們要生產的劑量不是幾千萬劑，而是幾億劑。」

　　我還記得，當時電腦螢幕上出現一張張驚訝的臉。儘管計畫被我打了回票，他們並沒有顯露失望的表情，而是對我提出的要求表示震驚和困惑。他們覺得那是不可能辦到的事。他們從自己的角度來解釋為什麼這不可能達成，而我們爭論了一會兒。他們提出的事實很明確，論據也很清晰。理智告訴我，他們是對的，這是不可能做到的事。但是，我們非做到不可。有時我應該建立共識，有時則要推他們一把。現在，我應該用力推動他們前進。所以我說，這項計畫不行，就是這樣。我要他們回去從頭開始思考每一步，把不可能變成可能。我表示，他們完全不必擔心成本的問題，也用不著考慮投資回報。公司願意提供他們需要的一切資源。他們得思索如何多管齊下，而非按部就班。他們應該以巧妙、創新的方式來設計實驗，加快學習速度，從多種原型當中去蕪存菁，迅速決定最好的候選疫苗。在疫苗研發成功之前，就該冒著風險著手建立生產能力。如果所需的原料有現貨，就該先行採購，如果沒有現貨，就直接下訂單。最後，我要他們在新計畫的最後一頁放上計算數字，指出如果我們今年10月還不能把疫苗研製出來，會有多少人死去。一週後，我的團隊提出一份天才計畫給我，如果成功，2020年10月底就會有結果。

他們想出一種非常聰明的方式來進行第一、二期的臨床試驗。他們不是等實驗室選定所有的候選疫苗才開始進行試驗，而是有了第一款候選疫苗，就立刻進行試驗。他們以不同的組合、劑量和年齡層來試驗，以了解候選疫苗與免疫系統的互動情況。一旦第二款候選疫苗出現，隨即進行巧妙的目標測試計畫，和第一款候選疫苗做比較。這樣的測試可以讓我們得到針對第二款候選疫苗的結論，而不需要像第一款候選疫苗那樣重複所有試驗步驟。第三款和第四款候選疫苗也是以此類推處理。這麼做能快速淘汰比較差的疫苗，專注在最好的兩款，再透過幾種額外的測試，選定最終的候選疫苗，就可以用來進行第三期臨床試驗。當報告到這裡的時候，他們警告我，雖然這種機制能得到有用的訊息，挑選出最好的候選疫苗，但是出錯的風險很大。也就是說，最終挑選出來進行第三期臨床試驗的疫苗，可能其實只是次佳的那一款。以後見之明來看，那時我們每天做的決定都攸關生死，而這個決定是最關鍵的一項決策。

凱瑟琳‧詹森告訴我：「你馬上就會知道，第三期臨床試驗的費用將會是前所未見的天文數字。」

我記下這點。他們繼續報告。

第三期臨床試驗旨在以最快的方式得出決定性的結論。這將是一項納入安慰劑對照組的雙盲試驗，也就是在試驗結束、解盲之前，受試者與研究人員都不知道受試者屬於實驗組或對照組。這也將是隨機的一比一試驗，這表示接種最後候選疫苗的受試者與被注射安慰劑的受試者人數一樣。

依照美國食品藥物管理局的規定，一款疫苗要獲得核准，疫苗效力至少要達50％。而我們團隊採取更高的內部標準，設計的試驗都是以達到60％效力為目標。如果要獲得緊急使用授權（Emergency Use Authorization，簡稱EUA），美國食品藥物管理局通常會要求至少兩個月的安全資料（safety data），而全面使用授權則需要六個月以上的安全資料。但是，我們的團隊對受試者的追蹤調查將長達兩年。根據輝瑞數學家進行的統計分析，要證明這樣的疫苗效力（60％），至少要有164個新冠肺炎確診病例（受試者受

感染）才具有統計顯著性。如果參加試驗的受試者有1萬至
1萬5,000人，就可能在不到一年的時間內得到這樣的結果
（取決於疾病／感染的發生率）。我們的團隊決定擴大研究
規模，招募3萬名受試者，就可以更快累積新冠肺炎的確診
病例（後來我們總計招募超過4萬6,000名受試者）。這種規
模的研究通常會有40～60個試驗地點，而我們決定以120
個試驗地點為目標，以求更快招募到受試者（後來我們擴大
到153個試驗地點）。

　　但是，最關鍵的因素是要選擇在疫情重災區設立試驗
地點，侵襲率（受試者在試驗期間自然染病的比例）才會比
較高。如果侵襲率低，確診者較少，就不知道疫苗有沒有保
護力。我們得在發病率高的地區進行臨床研究，才能證明接
種疫苗的人得到的保護比注射安慰劑的人來得好。問題是，
不同地點的發病率會隨著時間出現變化。當一個城市或一個
郡出現大量感染案例時，當局通常會採取管制措施，一段時
間之後，侵襲率就會下降。反之，如果一個城市或一個郡感
染病例很少，人們就會開始鬆懈，經過一段時間，感染率就
會爬升。我們的研究人員應該如何選擇試驗地點，才能在所
需的時間點（第二劑注射完至少七天）看到高侵襲率？我們

的流行病學家開發出一套演算法，能準確預測新冠肺炎在哪些地區、哪一段時間侵襲率會上升。研究人員就可以根據演算結果設立試驗地點，在受試者接受第二劑注射時，當地發病率也正在升高。團隊繼續說明他們的計畫時，我不禁在心中讚嘆：「哇。」

　　疫苗團隊報告完畢，接著發言的是生產部門最高主管麥克·麥德默特。當實驗室在準備第一、二期臨床試驗時，雖然還不知道哪一款候選疫苗會雀屏中選，生產團隊就已經開始擴大製造規模，準備量產。他們必須訂購所有候選疫苗會使用到的原料，以因應各種狀況。如果疫苗沒有被選中，相關的原料最後還是會丟棄。我們面臨的挑戰是，在世界任何地方都還沒有 mRNA 相關產品，不管是藥品或疫苗都不存在。而且，到目前為止，我們只在實驗室裡製造非常少量的研究用 mRNA。所以我們的生產團隊不得不發明、設計全新的劑型配方設備，因為這些設備目前市面上還沒有。麥克證實，我們的工程師已經開始設計劑型配方設備，和特殊設備製造廠洽談，並且了解如何快速製造這些機器。

　　「超低溫儲存的問題呢？」我問：「如何在攝氏零下70度的條件下儲存數百萬劑疫苗？」

「是的，這個問題相當重要。關於儲存，我們有一個很好的解決方案。我們將把現有產品的材料從目前的倉庫搬到一個臨時地點，並且把那些倉庫改造成足球場大小的冷凍農場。」

「冷凍農場？」我問。

「是的，冷凍農場。我們會在這裡安裝 500 個大冰櫃，每一個可儲存 30 萬劑，總計可儲存超過 1 億劑疫苗。為了供應歐洲的疫苗需求，我們也會同樣改建比利時的生產基地倉庫。」

我以為他已經講完，但他繼續說。

「當然，你現在會問我，在這種超低溫的儲存條件要求下，如何把幾百萬劑疫苗運送到全球數千個地點。這的確是很大的挑戰。你已經知道，沒有任何車輛或飛機能保持這樣的低溫。因此，採用其他疫苗或藥品的冷鏈來運送新冠疫苗也行不通。於是，我們跳脫思考的框架，想到解決方法就在箱子裡。如果可以利用成本較低的容器，在一到兩週內保持攝氏零下 70 度就好了。所以，我們只要在箱子裡填充乾冰即可。」

聽他這麼說，我的心充滿喜悅，但我打斷他的話發問。我原本以為這會是一個難題。

「你們去哪裡找這麼多乾冰？」

「我們計算過。我們需要的量大約是美國乾冰供應量的1～2％，問題在於運送，不過我們已經找到解決辦法。只要在工廠內製造乾冰，做好就可以直接使用了。」

這個想法很大膽，我請他繼續說下去。

「因此，我們可以用一般的車輛、火車或飛機，把這些疫苗箱子送到世界上任何一個地方。箱子抵達後，他們可以把這些疫苗存放在特製的冰箱，而且這種設備現在已經買得到了，或是也可以透過補充乾冰來延長儲存時間。我要求我們的工程師設計一種可以重複使用的箱子。此外，我們還會在箱子裡安裝一套具備GPS定位、溫控監測儀以及光感測器的電子設備，可以即時傳輸箱子的位置和溫度到我們的控制中心。如果有人打開箱子，光感測器也會傳送資料給我們。艾伯特，不管我們的箱子要運送到世界的哪一個角落，我們都能掌握狀況，直到它們安全抵達目的地。」

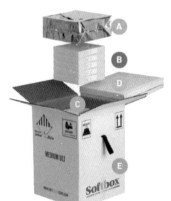

品項	用途
Ⓐ 乾冰袋	置於箱子頂部的乾冰層。
Ⓑ 疫苗藥瓶托盤	看起來就像小披薩盒，每一個托盤都裝載許多個藥瓶。
Ⓒ 藥瓶托盤箱	藥瓶托盤會先置入這個箱子，再放到低溫運送箱中。這個托盤箱不可以拿出來。
Ⓓ 保麗龍蓋	在箱子頂端，包括嵌入式的溫控監測儀，不可與箱子分開。
Ⓔ 低溫運送箱	低溫運送用的外箱。

輝瑞的新冠疫苗運送箱分解圖，顯示出用來追蹤溫控的重要組件。（圖片來源：輝瑞大藥廠）

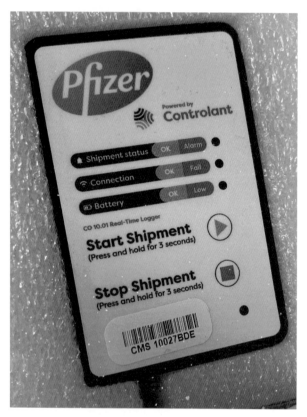

輝瑞新冠疫苗運送箱中的溫控監測儀,用來追蹤每一個藥瓶托盤在運送途中的溫度和位置。(照片來源:輝瑞大藥廠)

　　這項計畫將耗費20億美元。我向團隊道賀，感謝他們想出解決方案，並核准放行。我在備忘錄寫下，記得向董事會報告這個決定。這有如一場豪賭。如果賭輸了，計畫失敗，在我擔任執行長的第二年就要背起這筆20億美元的壞帳，對我來說，必然有如凌遲。但我也知道，輝瑞不會因此垮掉，而且這是我們應該做的事。我打電話給首席董事山塔努・納拉延（Shantanu Narayen）討論這項計畫。山塔努是Adobe公司的董事長暨執行長，自從我就任輝瑞執行長以來，他一直是我的導師。他是理性之聲，並且具有一種獨特的能力能使人凝聚共識，同心協力，他常在輝瑞董事會發揮這樣的影響力。他認真的聽我說，同意我的觀點，認為應該執行這項計畫。然後，我打電話給董事會其他成員，確認他們也同意這件事。顯然，全球蔓延的疫情讓每一個人憂心忡忡，大家都覺得這是輝瑞能夠辦到、也應該承擔的角色。疫情嚴峻，我們不得不全力以赴。幾天後，我向全世界宣布，我們計畫在10月底研發出一種可以對抗這場全球大流行的疫苗。

第 4 章

光速

戰爭不會等待拖延的人。

—— 艾斯奇勒斯

（Aeschylus，西元前 525 ～ 456 年）

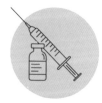

　　2020年3月19日，我們開了一場專門討論疫苗的會議。當時，我在行事曆上只是寫著「新冠疫苗計畫」。結果這場會議演變成持續性的特種部隊會議，直到今天，我們把它稱為「光速計畫」（Project Lightspeed），這幾個字也不時在我的行事曆上出現。湊巧的是，幾個月後，川普政府為了因應針對新冠肺炎採取的措施，提出了「曲速行動」（Operation Warp Speed）＊。我們的疫苗研發計畫以「光速」命名，是向所有參與者表明我們對這項任務的期望。每一個人都必須以光速來工作，也就是每秒近18萬6,000英里（約30萬公里）。但是，即使每一個人都這麼做還不夠。專案團隊有自己的動力，因此計畫是以團隊的速度在進行，而非個人的速度，而每個人的工作都和另一個人的工作息息相關。當大家發願齊心協力，集體努力的力量和效果就會有加乘的影響力，也就是群體大於部分的總和。就我們的疫苗研製計畫來說，成功的關鍵就在團隊能否迅速做決策、爭取時效。

　　通常，在企業界，你做任何決策之前，都必須徵詢多

＊ 譯注：曲速（warp speed）是假想的概念，指超越光速的速度，普遍認為最早出現在1966年的科幻影集《星際爭霸戰》（Star Trek），不過隨著航太科技進步，已經有科學家在研究曲速航行的可能性。

方意見。每一間公司最大的挑戰就是使眾多意見不一的人達成共識。因此，2016年我擔任生物製藥業務負責人，帶領輝瑞創新健康集團（Pfizer Innovative Health）時，就把這個集團拆成六個業務單位，每一個單位都有自主權，可以在預算範圍內做出戰術上的決策。疫苗正是其中一個單位，此外還有腫瘤學、內科學、罕見疾病、發炎與免疫，以及消費者醫療保健。我告訴這些事業單位的全球業務最高主管，應該把自己的單位視為一間富有創業精神的生物科技公司，他們的角色是公司執行長，我則是擁有他們的私募股權公司執行長。

「私募股權公司會對手上的生技公司做三件事，」我告訴他們。

「首先，任命管理階層。因此，我指派你。」

「其次，與管理階層在策略方向上達成一致。關於策略方向，我們已經討論過了，也有明確、一致的意見，你們必須遵循。」

「第三，分配資金。你們必須互相競爭，最優秀的提案就能獲得資金。」

　　每一個月，我都會以委員會成員的身分審查他們提出的研究計畫、生產設備與系統，以及營業支出，核准後就分配資金。接著，我放手讓他們去做，隨後再監控指標與結果。

　　即使採用這樣的系統，大多數業務單位的決策依然相當複雜，必須和各方利害關係人進行許多磋商。決策仍然取決於緩慢的協商交涉與多方讓步妥協，否則可能難以為繼。這樣的狀況似乎與直覺相反，但事實就是這樣，如果牽涉到高階管理階層，情況還會更緩慢複雜。當階層較低的跨部門團隊做出的決策送到上一階層的管理者手上時，通常會因為其中一個「老闆」抱持不同的意見，造成計畫停擺。直到意見分歧的問題解決，決策才能進到下一關，然而同樣的情況往往會再度出現。

　　儘管我採用的新方法提高決策的敏捷度和速度，但就光速計畫這樣的專案而言，由於情況要比以前的計畫更複雜，決策的速度必須進一步大大提升。舉例來說，我們必須諮詢的對象包括不同研究團隊的許多位科學家、來自不同專業製造團隊的工程師與供應鏈主管、律師、業務同事、財務人員、通訊人員等，不勝枚舉。在決策過程當中，每一個人都很重要，因為問題複雜，需要大家各自的專業意見。我們的挑戰就是取得共識，讓團隊進行到下一步。我們不能被科層體制或自我中心思維拖慢腳步。我們需要換掉階層式決策流程、簡化指揮系統，把三、四個管理階層整合成一個可以立即做出決策的快速行動團隊。

我們每週開兩次會，表定會議時間是下午4～6點，但總是會超時。我擔任會議主席，和研究、製造、財務、法務與總務等部門的代表一起開會，根據需求，通常會有兩、三層或更多管理階層參加。我擔任「專案經理」的角色；我承認，我不是最好的專案經理，但我相信能帶來不同的價值。執行長可以打破部門藩籬，聽取每一個人的意見，讓計畫進展得快一點。團隊裡的每一個人不管立場為何，都能自在的提出同意或反對的意見。但是在會議結束時，我們都能很快做出結論，因為我人就在那裡，有權力做決定。

一般來說，和執行長開會前都要先進行許多場會前會，藉此協調各方意見。但是，執行光速計畫時，我們幾乎沒有時間進行會前討論。每當資訊到手，就得即時做出決策。我們必須當機立斷，刻不容緩。一開始，要跟老闆（甚至是老闆的老闆）以及自己人一起開會，很多人都不大習慣。但沒多久，大家不再猶豫不決，團隊的熱情驅使他們全力衝刺，努力在2020年10月研製出疫苗。

在接下來幾個月的每週一與週四，我都會在家中辦公空間的電腦螢幕上看到25位左右來自各部門的領導者。我們討論的議題橫跨基礎科學、臨床、製造以及法規領域。我們應該選擇哪一款候選疫苗？試驗中應該用多少劑量、給藥時間間隔多長？我們在某個地點的試驗是否合乎嚴格標準？我們招募臨床試驗受試者的速度為什麼不夠快？如何確保臨床試驗的多樣性？我們已經準備好可以生產足夠的疫苗嗎？一瓶疫苗原液可以抽取出多少劑疫苗？

接著，我們再次研究美國食品藥物管理局緊急使用授權的複雜條文規章。我們在這個條款的進展如何？美國食品藥物管理局生物製劑研究暨評估中心（Center for Biologics Evaluation and Research，簡稱CBER）有發布最新消息嗎？我們準備好接受美國食品藥物管理局疫苗和相關生物產品諮詢委員會（Vaccines and Related Biological Products Advisory Committee，簡稱VRBPAC）的審查了嗎？問題接踵而來。

漫長的一天結束後，Netflix讓我得以分散注意力，暫時擺脫無休無止的會議和準備工作。我走出家中的辦公空間，踏進廚房，倒一杯冰涼的夏多內白酒，走進客廳，一屁股坐在沙發上看一集《權力遊戲》(Game of Thrones) 或是法國間諜驚悚連續劇《巴黎情報局》(The Bureau)。我的孩子們看著父母，也就是我和米莉安，竟然迷上《吉爾默女孩》(Gilmore Girls)，還狂看狂追，覺得這種狀況實在很有趣。這個系列的喜劇提醒我們世界上還有其他問題。有時，我會暫停播放，拿起手機用FaceTime和同事討論某個想法或是解決問題。或者我會隨手寫下備忘錄，提醒自己明天處理。在看電視的空檔，我會打電話給朋友，或是坐下和米莉安聊聊，聽她說說當天發生的事。每次我認為自己忙到心力交瘁，就會想起米莉安如何努力照顧家中每一個人。她總是帶著微笑，積極、樂觀的面對一切。我和最親密的朋友談到她時，都會形容她是介於神力女超人和德蕾莎修女之間的人。

接連不斷的開過幾次會議之後，我發現自己非常好奇，而且迫不及待。我對這種尖端技術的細節愈來愈著迷，並提出各種問題，以便深入了解。有時，我會在會議中提出問題，但大多數時候我是在會後打電話給專家，請他們針對會議中討論的某一點提供更多細節，或是為我解釋。我把這些問題留到會議之後，以免浪費大家的時間。我還會不斷質疑過程中的每一個步驟以及每一個期限。如果有人說要花幾週才能辦到，我就反問為什麼不能在兩天內完成。一開始很多人可能會被這樣的質問激怒，但這也激發團隊把積極解決問題培養成第二天性，因而得以加快腳步。通常他們也會相應的要求更多資金，但錢不是問題，時間才是。在批准挹注更多資金的時候，我經常會告訴團隊，俗話說「時間就是金錢」，但對我們來說，「時間就是人命」。幾次會議下來，大家已經完全明白我的期望。

　　回顧當初，我認為抱持「時間就是人命」想法的這種態度，就是這項計畫能夠成功最重要的關鍵。設定非常遠大、沒有人實現過的目標，就能以驚人的方式激發出人類的創造力。如果你要求團隊在八年內完成通常需要十年才能達成的目標，他們會覺得這是個挑戰，但也會從現有的流程中想出解決辦法。比方說，我們當時的年產量是兩億劑，如果要求團隊製造三億劑疫苗，他們儘管會覺得很困難，卻也會研究解決辦法，改進目前的做事方式。當他們努力去做，就能做得更好，但是這些流程通常已經經過多年的改良調整，你能做的只有這麼多。

　　不過，在這次的計畫中，我不是要求他們在八年內完成，而是要他們在八個月內完成；我也不是要他們製造3億劑，而是要他們生產30億劑。我相當堅持這些目標無可妥協。打從一開始，他們就已經認知到漸進式的改進無法達到目標，他們必須從全新的角度重新思考流程。他們必須從頭開始設計，而且新流程的每一步都需要創新。他們做到了！

　　2020年4月22日，輝瑞宣布德國當局已經核准我們公司以四款新冠肺炎候選疫苗進行第一、二期的臨床試驗。第二天，我們就著手進行。我們研發出來的這四款候選疫苗，每一款都代表一種mRNA形式與目標抗原的獨特組合。其中兩款是修飾核苷的mRNA（modRNA），第三款是含有尿苷的mRNA（uRNA）*，第四款則是利用自我擴增RNA技術的mRNA（saRNA）。每一種mRNA形式都會與脂質奈米顆粒結合。其中兩款候選疫苗包含最佳化全長棘蛋白（full-

---

* 編注：mRNA中本來就含有尿苷，但是製成疫苗注射至人體內後會引起發炎的免疫反應。在2005年，科學家卡塔林・考里科（Katalin Karikó）想到把尿苷替換為假尿苷（pseudouridine），讓人體不會把mRNA視為異物而產生免疫反應。後來的BNT疫苗與莫德納疫苗都採用了這種方法。

length spike protein）的編碼，另外兩款疫苗則是包含棘蛋白上受體結合區域（receptor binding domain，簡稱RBD）的編碼。以針對受體結合區域作為基礎的候選疫苗中，包含能激發抗體去除病毒活性的棘蛋白片段；包含較長棘蛋白的疫苗則能激發更廣泛、更多樣的抗體反應。最初的人體試驗是以不同劑量來比較四款候選疫苗。我們在第一、二期的試驗中逐漸將劑量調高，健康受試者約有200人，年齡為18至55歲，測試目標的劑量範圍為 1 ～ 100 微克。我們從中找出最適合的劑量進一步研究，評估疫苗的安全性和免疫原性，並且衡量四款候選疫苗當中三款的重複免疫效果。*

　　2020 年 5 月下旬，我們在第一期臨床試驗測試這四款疫苗。傳統做法是按照順序，一種接著一種進行測試，但我們決定同時進行測試，將四種候選疫苗各自以三種不同劑量進行試驗。在正常情況下，這通常需要一年的時間。不過我們在一個月內就完成了。到了 2020 年 7 月下旬，我們已經準備好要在六個國家、153 個地點進行第二、三期的聯合臨床試驗，受試者將超過 4 萬 6,000 人。

───────────

* 編注：重複免疫（repeated immunization）指的是透過多次接種疫苗達到完整保護力的方法。

到了2020年7月,正當關鍵的第三期臨床試驗日期逼近時,我們又面臨另一個困難的決定。我們最後找出兩款最有希望的候選疫苗,但它們的配方大不相同。第一款疫苗(b1)只用到新冠病毒棘蛋白的受體結合區域,而且已經累積最多數據,似乎是個很好的選擇。第二款疫苗(b2)使用的是全長棘蛋白,看來能引發比較廣泛的免疫反應,耐受性問題比較少,寒顫與頭痛的副作用也相對輕微。初步數據還顯示,這款疫苗可能提供老年人更強的保護力,畢竟他們是確診後最容易出現重症的族群,也是較難提高免疫力的族群。問題是,b2不易生產,可供參考的整體數據也相對少,因此這是風險比較大的選擇。此外,由於b1起步的時間早,因此有更多數據;b2的數據量則落後不少。隨著關鍵日期逼近,我們必須選定其中一款進行第三期臨床試驗。這就像是兩幅拼圖,其中一幅已經拼好,顯現出美麗的圖案,另一幅還缺了很多塊,但是從已經拼好的部分來看,這幅拼圖的色彩更鮮豔亮麗。

我們窩在一起研究已經到手的數據,並且預測可能發生的情況。儘管第二幅拼圖還有很多空缺,但似乎是更好的選擇。我們決定把期限延後一週,等待更多數據出爐,因為我們知道這個選擇將會對疫苗的成敗產生重大影響。期限延後一週是非常重大的決定，事實上，即使把光速計畫中的時程延後一天都是不得了的決定，更別提七天，這是我當時做過最重大的決定了。

在懸而未決的那十天，我們考慮再三，焦急難耐。我們應該選擇已經確定會表現不錯的方案，還是冒險選擇可能更好的方案？就我們已有的數據而言，80％來自b1，但我們已經沒有時間去取得更多b2的數據。每延遲一天，不知又要折損多少人的性命。團隊中有一些人認為b1已經夠好了，其他人則不以為然。還有一些人擔心，為了追求「完美的疫苗」，我們正在耗損寶貴的時間；他們總會說，「完美」簡直是「很好」的敵人。事實上，選用b2候選疫苗並且讓它在商業上可行，能夠穩定量產，我們還有很多要做的事。

在2020年7月24日的一場關鍵會議上，研究團隊最後一次總結關於這兩款候選疫苗的正反意見，並進行辯論。我們在幾個小時前拿到最新數據，現在不得不做決定了。我坐在電腦前，螢幕上每一雙眼睛都盯著我。我必須做出最終決策。最後，我做了比較冒險的決定。

「你們分析得很好，兩款候選疫苗的正反兩面論點都很明確，」我告訴團隊：「我覺得大多數的人認為第二款是最好的選擇。我們就決定用b2吧。希望這個決定是正確的。」

在接下來的幾個月，我們屏息以待，希望第三期臨床試驗的效力和安全性數據能證明我們的決定沒錯。畢竟，一旦決定踏上這條路，就沒有辦法回頭了。結果，我們從4萬6,000名受試者參與的試驗得到漂亮的數據，也就大大鬆一口氣，可以準備把資料送交美國食品藥物管理局審查，申請緊急使用授權。

當初決定選用b2候選疫苗後，我們馬上就啟動第三期臨床試驗。我和吳沙忻在合作之初就討論過臨床試驗多樣性的重要性，我們都同意要在春季訂立時程，以招募足夠的種族代表受試者。我們擔心，如果臨床試驗中的黑色與棕色人種受試者不足，將會影響這些社群接種疫苗的意願，產生「疫苗猶豫」（vaccine hesitancy）的問題。美國食品藥物管理局堅持，每一間公司在研發疫苗時必須把多樣性列入臨床試驗的重點。我們贊同這樣的要求，因為疫苗必須獲得民眾的信賴。從歷史來看，在臨床試驗中，少數族群如有色人種與女性一直有代表性不足的問題。在美國，黑人約占總人口的

13％，但在臨床試驗受試者中只占5％；拉美人則是達到總人口的19％，卻只占臨床試驗受試者的1％。輝瑞在這方面一直做得很好，而且表現也優於業界標準。

輝瑞的臨床發展與營運部門領導者瑪麗－皮耶爾・荷莉歐・勒葛拉佛蘭（Marie-Pierre Hellio Le Graverand）負責輝瑞的臨床研究，她與研究人員在2021年發表一篇研究報告，分析輝瑞贊助的美國臨床試驗中受試者的人口統計多樣性表現。結果顯示，和業界平均值相比，我們的黑人或非裔美國人受試者比例略高於這個族群在美國人口的占比（14.3％比13.4％），西班牙或拉丁人受試者比例較低（15.9％比18.5％），而女性受試者比例則是相當（51.1％比50.8％）。就我們正在進行的臨床試驗，這些結果可以當作我們的比對基準線，以此量化並改善人種與族群多樣性。

但是新冠疫苗的臨床試驗不是一般試驗。這是世界上最重要的臨床試驗，我們必然要達成多樣性的目標。當然，我們鼓勵每一個人都來參與臨床試驗，但是要不要參加試驗是個人選擇，而且人們常常會受到偏見或錯誤訊息的影響。所以，我們必須更加努力。負責輝瑞臨床試驗多樣性的珊蒂・亞馬羅（Sandy Amaro），就是讓我們得以達成目標的大功臣。她的先生吉恩・亞馬羅（Jean Amaro）也在輝瑞服務，隸屬品保部門。對珊蒂來說，由於她嫁入一個「充滿愛的多明尼加大家庭」，還生了兩個多明尼加小蘿蔔頭，她的工作尤其和家庭密切相關。

她說：「我想確保臨床試驗的受試者和醫療保健體系涵蓋像我先生與孩子這樣的人，也希望我們的孩子能夠了解，只要努力就有可能改變世界。」

珊蒂與團隊所有成員的任務在於，確保我們的臨床試驗受試者達成統計上的多樣性指標。換句話說，她注重平等和包容性，幫助臨床團隊募集到符合多樣性條件的受試者。我們致力達成臨床試驗多樣性的目標，是為了更加了解某一種療法或某一款疫苗如何影響不同年齡、人種、族群與性別的人，並檢測不同條件的人接受治療或疫苗注射的安全性與效力是否有差異。珊蒂說：「我們要讓科學成為我們的驅動力。」輝瑞已經將這種理念嵌入公司運作的肌理。

珊蒂與團隊除了追蹤數據，也知道社區參與的重要性。因此，他們和多元文化倡導者、醫療機構與立法機構合作，共同教育、鼓勵大眾，讓高風險人群以及長久以來臨床試驗代表性不足的人群能夠踴躍參加試驗。這都是她為了確保新冠疫苗第三期試驗多樣性所做的努力。在廣泛的宣傳之下，我們在紐奧良與亞特蘭大州的非裔美國人社群、納瓦荷族自治區的美國原住民社群，以及全美各地城鄉的西班牙／拉美社群招募到很多受試者。這一點非常重要。舉例來說，當疫苗正式開放接種後，納瓦荷族自治區接種率的成長速度甚至比全美國接種率的成長速度更快。我們所做的努力和成果有目共睹。最後，輝瑞在美國進行的臨床試驗中，受試者中約有30％來自不同背景、地區、人種與年齡層，而且全球臨床試驗的受試者多樣性比例則達到42％。2021年春季，總部位於英國、致力病患研究與諮詢的龍頭公司病患觀點（PatientView）發表一篇調查報告，公布全世界以病人為中心的製藥公司排行榜，在14間大藥廠當中，輝瑞已經從前一年的第四名上升到第二名。

　　進行第三期臨床試驗的幾個月漫長得讓人心焦。每次有人提出受試者出現某種併發症，或者試驗面臨某個障礙或挑戰時，我總是說：「人命正在流逝，沒有藉口，給我設法解決。」我知道這種說法就像情緒勒索。不幸的是，這確實是事實。疫苗研究團隊主管凱瑟琳住在紐約市，她的公寓就在一間醫院附近；在等候集合召開視訊會議時，她很常告訴我們，當她在封城期間出去散步，總是會在這場全球大流行最嚴重的地方，看見冷凍貨櫃車搭建的臨時太平間。我在光速計畫會議上多次轉述她描述的慘況。很遺憾，我必須用如此殘酷的方式來提醒大家，但我不得不這麼做，因為這樣才能讓每一個人有切身之痛。輝瑞所有成員都已經付出200％的努力，因為他們深知「時間就是人命」。

當然，要趕上進度、做出結果的壓力很大。現在回過頭來看，當時把大家逼得這麼緊，我一點也不後悔。我知道，如果不這麼做，就永遠不會成功，現今的世界將會處於極其困難的境地。《華爾街日報》（*The Wall Street Journal*）後來報導輝瑞瘋狂的期限要求，說我是「把人逼到喘不過氣來的執行長」。不過，我真的很後悔，有幾次我變得非常討人厭。我沒有把壓力藏起來，而是展現出來。我明明知道團隊已經夜以繼日趕工，我還是緊迫盯人，這讓我更後悔。那時，大多數的人都覺得我逼得太緊了。但是，後來他們締造超乎自己想像的結果時，都感到無比自豪。因此他們原諒我了，卻絕不會忘記我的所作所為。

在輝瑞，所有主管每六個月都必須接受團隊的評量，確認他們落實輝瑞的四項核心價值，也就是勇氣、卓越、平等與喜悅。我在這四項的表現向來名列前矛。但在2020年底，我在「喜悅」這一項得到的分數卻急遽下降。這並不是因為我很強悍，畢竟置身於這場全球大流行之中，強悍是大家可以接受甚至樂見的特質。不過，有幾次，我在同事面前大發脾氣。我忙著解決另一個人的問題，因而忘了認可某一個人的努力。基於文化差異，我的缺點變得更加明顯。在我們地中海的文化中，人們會不由得提高音量來強調或說明，但是對於其他文化背景的人來說，這樣會讓人受不了。再者，我有個性火爆的傾向。其實，為了在一間全球大公司的企業環境中生存，我已經收斂很多，特別是比起我剛到美國的時候更是天差地別。但現在，我擔負著重責大任，龐大的壓力使我流露出本性，讓我常為難別人，而他們不應該得到這樣的對待。

我看了評量成績，好好反省。顯然，那些評量意見是對的。我告訴團隊我的評量成績，後悔自己的表現不如他們的期待。壓力是個性的試金石，但我應該做得更好。人們可以從錯誤學習，我下定決心不再重蹈覆轍。

2020年10月下旬，我寫了一封電子郵件，傳給高階領導團隊的11位成員。

親愛的團隊夥伴：

　　我碰到的每一個人，不管是同事、民選官員、科學領導者或是投資人等，都問我什麼時候會知道這支疫苗是否有效？我相信你們必然也一樣好奇。現在，答案就快要揭曉。這幾天，數據監測委員會可能會告訴我們期中分析的結果。全世界都在看，這是我們最大的賭注。

　　我想利用這個機會告訴各位，這個領導團隊有多讓我感到自豪。八個多月來，儘管必須遠距管理這間全球企業，但你們不費吹灰之力就做到了。同時，你們達成我們在3月確立的三項目標：（1）照顧分布在世界各地的九萬名輝瑞員工；（2）持續供應關鍵藥品給依賴我們的人們；以及，（3）在今年研製出疫苗。

　　我知道這個團隊關心的是結果，而不是我們做了什麼。但在期中分析出爐之前，我還是想對

你們說，謝謝你們非凡的奉獻。不管結果是成功
或失敗（我相信我們一定能成功），在各個領域，
我們都有所突破。輝瑞已然脫胎換骨，不再是原
來的樣子。

就我個人來說，我迫不及待能趕快把這場全
球大流行拋在腦後，好讓我們能再度在「目標圈」
相聚。

艾伯特

第 **5** 章

狂喜

至高無上的快樂來自對高尚作品的思索。

——德謨克利特

（Democritus，西元前460～370年）

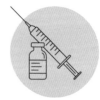

　　11月5日週四，光速計畫成員在固定的時間上線開會。兩天前，爭議不休的總統大選終於落幕。在這次會議裡，我們要確認什麼時候才能有足夠的數據，來揭開疫苗試驗結果的神祕面紗，並決定我們是否可以繼續進行下一步，也就是申請緊急使用授權。結果就要出爐。最晚在週日晚上，我們就能得知消息。

　　在第三期臨床試驗期中報告公諸於世前夕，臨床發展團隊中的一個小組悄悄解盲試驗結果，並且將疫苗效力的相關結果製成表格，再向數據監測委員會提交報告。11月8日週日，我們高階主管團隊終於可以知道數據。歷經九個月的研究和發展，我們第一次看到成果。數據監測委員會和我們約定將在那天下午公布結果。為了這一天，研究團隊拚命衝刺，收集來自遍及全世界試驗地點的數據，並且整理、核對、製表。

　　他們夜以繼日的工作。而我後來才知道，我們的一位數據分析師凌晨1點30分才收到數據封包，但家中的Wi-Fi突然斷線，他只得在半夜開車繞來繞去，尋找可用的Wi-Fi熱點，才能在凌晨4點30分的時限前把數據傳給負責下一階段工作的分析師。他來到一間已經打烊的加油站，發現車庫外面有微弱的網路訊號。他在車子裡分析數據時，有個警察開車過來，詢問他在做什麼。他解釋說，他正在處理疫苗數據，沒想到警察決定待在他身邊，保護他的人身安全。他及時把數據封包傳送出去。

結果公開的前一天，也就是11月7日週六，我把全副精神投入工作，才能不去胡思亂想。我無心享受這個陽光燦爛的深秋之日。我們剛歷經混亂騷動的2020年總統大選，儘管結果底定，仍餘波蕩漾。在選戰中，我們的疫苗行動遭到政治化。在臨床試驗數據揭曉前一天，我和所有美國人一樣如坐針氈。不過，我對結果的焦慮超出政治範疇。因為那個週末的新聞是，美國單日確診者已經超過12萬人，創下疫情爆發以來的新高紀錄，而且數字將繼續飆升。對於身為輝瑞執行長的我而言，這個消息可說是重大打擊。我感覺肩上的擔子無比沉重。

只有輝瑞內部少數人和我們在德國BNT的合作夥伴知道，我們將在隔天11月8日公布我們的mRNA疫苗第三期臨床試驗結果。我的腦海浮現幾十個問題。我們選擇mRNA技術是對的嗎？我們採用b2候選疫苗而非b1，是不是明智的決定？或許我們應該跟隨其他疫苗的做法，讓第二劑的施打時間與第一劑間隔28天，而不是21天？還有，為什麼我們選擇在第二劑施打7天後測試結果，而非等待14天讓免疫反應更強時再做測試？其他疫苗是在14天後做測試，我們的決定是勇敢，還是自大？

第二天早上，我從紐約市東北開車前往我們在康乃迪克州的衛星辦公室，車程約需一小時。我和一支小團隊聚在一起等著看結果。這是一場豪賭，我們注入熱情、科學與技術，不管結果輸贏，對我們公司和全人類都有巨大的影響。

我和研發主管米凱爾・多爾斯騰同時抵達。我們在辦公室外頭碰面時，不禁感慨好久不見；儘管我們在過去八個月內每天密切合作，卻已經有好幾個月不曾面對面接觸過。我們一起做了無數的決定，研發出一款具有突破性的候選疫苗，結果即將公開，但我們已經有好久不曾見面。我偶爾會和團隊中其他成員見面，但是由於米凱爾家中有些狀況，這讓他對見面接觸格外謹慎，所以我們都是透過Webex或FaceTime看到對方。

對米凱爾而言，我們為了對抗新冠肺炎而做的努力也關係到他個人的狀況。當然，他是醫生、也是一個溫暖的好人，對病人的情況相當關心，並全心全意投入研發新冠疫苗與治療方法。不過，在疫情爆發初期，他的太太卡塔琳娜（Katarina）醫生卻不幸確診新冠肺炎，還因為罹患重症而住進西奈山醫學中心（Mount Sinai）。有好幾週，他不分晝夜照顧躺在加護病房的太太，同時還得研發疫苗與治療方法，為的就是確保未來沒有人會歷經他太太遭受的殘酷折磨。我和米莉安都是卡塔琳娜的好友，因而非常擔心她們。我認識米凱爾很多年了，不曾看過他如此憂心、痛苦。因此，我不想打電話跟他討論光速計畫的事。他發覺我的意圖後告訴我，正因為太太不幸確診，他更想投入這項研究計畫，他不可能置身事外。正如我所說，這場戰役與他個人息息相關。

我們熱情的互碰手肘打招呼，接著走進辦公室跟大家會合。所有人都到了，在場的有我們的總法律顧問道格·蘭克勒（Doug Lankler），他是我的頭號軍師，總是以明智的判斷與幽默感為我們處理大量複雜的法律和商業問題；事務長莎莉·蘇思曼（Sally Susman），她負責輝瑞的對外活動，我有時會說她是我們輝瑞的國務卿；以及尤蘭達·萊爾（Yolanda Lyle），她是天才型律師，也是新進的辦公室主任，在疫情期間無縫接軌接手這項職務。我非常仰賴這幾位

同事的冷靜與自信。我們坐在一起閒聊，聊天氣、運動賽事
或是時事，只要能讓時間過得更快就行。道格說，他緊張到
快吐了。我很高興能暫時拋開焦慮，和朋友與同事聚在一
起，然而我也一直在注意辦公室主任尤蘭達的手機是否有一
絲震動。因為只要一有結果，數據監測委員會就會打電話給
她。一週又一週，我們在壓力、疲憊、挫折、希望以及夢想
之下向前行，終於快到終點。下午1點27分，尤蘭達的手機
響了。

「請召集執行領導團隊。」

我們五個人悄悄走進會議室，連上網路加入一場Webex
視訊會議。我們的開發長羅德・麥肯齊（Rod MacKenzie）
已經從密西根的住所上線。此外，會議室還有一位紀錄片攝
影師正在捕捉這一刻。

我們都盯著螢幕，臨床試驗團隊中沒有人告訴我們消
息。我們等了又等，這幾分鐘就像永恆那樣漫長。我開玩笑
說，在這幾個月的試驗中，我給團隊很大的壓力，會有這樣
的折磨真是罪有應得。

「今天是接受報應的日子，」我笑著說。

為了消磨時間，我們繼續聊天。米凱爾就坐在我旁邊。我請他預測我們將從試驗報告聽到的疫苗效力會是多少。他侷促不安的在椅子上動來動去，遲疑的說70％吧。我想：「但願如此。」

我們終於聯絡上掌握結果的研究人員。我們試圖解讀他們的身體語言，但看不出什麼端倪。這一刻如同在太空探測的電影中，遠方的太空人在一聲尖銳聲響後失去消息，任務控制中心只能停下動作焦急的等待他們傳來訊息，說他們已經安全著陸或是順利到達宇宙另一端。這一刻就是這樣。

輝瑞的疫苗臨床研發部門資深副總比爾・葛魯柏說：「好消息。研究成功了！審查解盲數據的獨立專家委員會強烈建議我們立即申請緊急使用授權。」

以這個委員會而言，「強烈」和「立即」是相當不尋常又有力的字眼。在臨床試驗的過程中，他們的用字遣詞一直都很小心謹慎，並且惜字如金、冷冷冰冰。但是現在，我們可以感受到他們的熱情，會議室內所有人都從椅子上跳起來，歡呼雀躍。莎莉、道格和尤蘭達放聲大叫。我覺得自己像是穿著飛鼠裝，滑行過高山與綠谷般暢快。過沒多久，尤蘭達拿了一瓶香檳過來。她期待會有好的結果，因此先把香檳冰鎮起來。我們為這神奇的一刻舉杯慶賀時，我的眼睛飄向在場的兩位輝瑞安全維護人員。他們和平常一樣不苟言笑，但都知道發生了什麼事，你可以感覺到他們非常感動，其中一個人的眼裡幾乎噙著淚水。

我們就這樣一直歡慶，沒想到精采的還在後頭。15分鐘後，兩位經驗豐富的生物統計學家向我和道格報告疫苗效力，其中一位是薩徹吉‧羅喬德里（Satrajit Roychoudhury）。我們已經事先商定只有我和道格聽取報告，以決定如何處理這個重要資訊。等其他人都離開會議室後，我和道格連接上另一場視訊會議聽取結果。我本來以為疫苗效力達60％已經很不錯，但其中一位生物統計學家告訴我們：「在94例新冠肺炎確診案例當中，有90例屬於安慰劑組。」這個數字讓我震驚到以為自己聽錯了，於是突然打斷他的話。

「你是說19例？」

「不是，是90例。」

「疫苗效力呢？」

「95.6％。」

我和道格有好一會兒驚訝到說不出話來。

「這個數字有多確定？」我追問。

「統計顯著性很高，」其中一位答道並接著說：「即使等我們累積164個病例來做期末報告，數字也應該不會有太大的變化。」

我們向這兩位生物統計學家道謝，然後退出視訊。我和道格互相看著對方。我了解此刻我們可能已經握有全世界最重要的資訊，這樣的責任真是重大。

「我們現在該怎麼做？」我問他。

「這個資訊將對公共衛生產生重大影響，也會影響衛生當局對這場全球大流行的考量與計畫。我們必須馬上揭露。」

我點頭表示同意。先前我已經和曲速行動的負責人蒙塞夫・施勞威（Moncef Slaoui）討論過，在期中分析後只會揭露成敗，直到期末報告結果出爐都不會提供確切數字。我記得蒙塞夫向我保證，莫德納也會這麼做。蒙塞夫擔心，如果我們在期中分析就公布效力數字，只要期末分析數字有一、兩個百分點的差異，都可能讓民眾感到困惑。但是我們先前都認為疫苗的效力會落在 50 ～ 70％之間。現在，我們已經掌握全世界衛生官員急欲得知的消息，以便做好準備。一支效力高達 95.6％的疫苗即將問世。這將完全改變局面。當然，道格知道我們方才的討論有多麼重要。

「我們先前和蒙塞夫的約定呢？」

「這是對全世界衛生當局都非常重要的訊息，」道格答道：「我們必須馬上把消息發布出去。」

我想了一下，說道：「如果我們說疫苗效力達 90％以上呢？這樣全世界就知道保護力到底有多高，同時我們也不至於因為發布確切數字而違反當初和蒙塞夫的約定。」

「這是兩全其美的辦法，」道格說。

我們打開門，道格去另一間會議室把米凱爾、莎莉和尤蘭達叫過來。我們把門關上。接著，我首先提醒米凱爾，他先前預測的疫苗效力是 70％，然後才揭露方才生物統計學家告訴我們的好消息。

「米凱爾,效力達90%以上,」我說。

「天啊!」他大叫。

他和在場所有人一樣吃驚,他們都覺得不可置信。我和道格解釋說,我們已經得知確切的數字,但為了尊重先前和曲速行動的約定,決定用一個大概的範圍來說明疫苗效力「超過90%」。沒想到幾週後,莫德納公布期中分析結果,還確切指出他們的疫苗效力達94.6%。我們都很傻眼,這完全違背當初和曲速行動的約定。

尤蘭達啟動先前約定的披露程序。我們必須召集輝瑞執行領導團隊開會,接著和董事會開會。我們還得敲定新聞稿等諸多事項。我在會議室多坐了幾分鐘,感覺這一刻像是在作夢。我的大腦飛快運轉。下一步呢?接下來的步驟是什麼?製造和運送要如何處理?那些還沒下訂單的國家怎麼辦?每一個人都對疫苗望穿秋水。我們能製造出足夠的疫苗供應給所有需要的人嗎?但這時我猛然把自己拉回當下。在這樣一個可喜可賀之日,怎麼會有人獨自一人坐在房裡?特別是希臘人絕不會這麼做吧。我馬上跳起來去找道格。

「我可以打電話給兒子，告訴他這件事嗎？」我問道格。

大半年來，因為疫情的緣故，我兒子莫伊（我以父親的名字為他命名）都在家裡遠距上課，因此經常和我待在一起。他在伊利諾大學（University of Illinois）就讀電子與電腦工程學系。他在自己的房間用Zoom視訊上課，他的房間下方就是我的辦公空間。但他喜歡溜下樓，窩在我這個小小的房間，津津有味的悄悄聽我和同事的所有對話。不久，他成為我值得信賴的顧問。他幾乎參加所有重要的光速計畫會議，人就坐在房間另一端、電腦攝影鏡頭的後方。我和各國元首通話時，他也會旁聽。每次開完會議或是結束通話，我都會詢問他的想法，並且一起討論。此外，我也會和他分享內心深處的想法，特別是心底那深深的憂慮與恐懼。和他討論這些事有助於我整理思緒，也能把事情看得比較透徹。道格知道這幾個月來莫伊給我的支持，因此同意我跟他說這個消息。

「在消息發布前，請他千萬別跟任何一個朋友說，」道格回答。

我馬上傳了一張豎起大拇指的貼圖給莫伊。

他立即回覆：「效力強嗎？」

我回答：「比我們預期的更強，今晚再跟你說。」他回傳了愛心符號給我。

尤蘭達通知我，一個小時後召開執行領導團隊會議，緊接著是董事會會議。執行領導團隊與董事會的每一個人都很想知道，為什麼突然在週日晚上臨時找他們開會。他們不曉得那天會公布試驗結果，但都知道必然是發生了大事，也許和疫苗研發有關。

但是在進行這些會議之前，我必須打一通特別的電話。我們在德國的合作夥伴BNT執行長吳沙忻正在等待結果。我在會議室附近的一間小辦公室打電話給他，告訴他這個令人難以置信的消息。其實，我打的是視訊電話，我們才能看到對方。視訊接通之後，我們輕聲交談，我感覺情緒再次高漲，從我的心湧到喉嚨、眼睛。我知道吳沙忻也一樣激動，疫苗效力很高的消息讓他的情緒表露無遺。我們幾乎流下眼淚。吳沙忻一直很有信心，但這個消息太震撼了。有幾秒，我們只是看著對方，一句話也沒說，但都能感覺到彼此心中的千言萬語。幾個月後，吳沙忻告訴我，他覺得那次通話就像是在慢動作中進行。我們負擔巨大的風險，結果證明我們沒有錯。在短暫的沉默之後，我們討論隔天即將發布的新聞稿，然後就掛上電話。

接著，我們召開執行領導團隊視訊會議，30分鐘後，再與董事會開會。我們在會中宣布：今天我們的期中分析得到決定性的結果。接著，我們又告訴他們試驗中觀察到的效力極佳，明天我們即將向全世界宣布，我們的疫苗效力高達90％以上，在兩、三週內就會提出緊急使用授權的申請。每一個人都欣喜萬分，也鬆了一口氣。他們都了解，從明天開始，疫情即將出現轉機。

董事會會議結束後，我還得再打兩通電話。第一通是打給美國食品藥物管理局生物製劑研究暨評估中心主任彼得‧馬克斯博士（Peter Marks）。我向他報告我們得知的結果。他高興得不得了。

馬克斯博士要我們盡快申請緊急使用授權，美國食品藥物管理局也會盡快審查。

接著，我打電話給白宮首席醫療顧問安東尼‧佛奇博士。我先問他是否坐在椅子上。佛奇知道我們這天會得知數

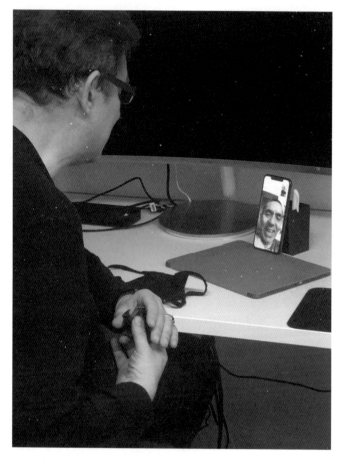

2020 年 11 月 8 日，艾伯特・博爾拉和 BNT 共同創辦人暨執行長吳沙忻博士視訊，告訴他新冠疫苗效力的分析結果。（照片來源：輝瑞大藥廠）

據分析結果，因此變得非常焦急。後來，他告訴我，當初他猜結果不是極好，就是極糟，所以我才要他坐好。

「是的，我坐在椅子上，你說吧，」他答道。

「安東尼，疫苗有效。在94個確診案例中，有90例屬於安慰劑組，只有4例是疫苗組，效力高達95.6％。」

安東尼向來克制內斂，但這一刻卻變得非常激動。

「艾伯特，這將會扭轉局勢，」他用顫抖的聲音對我說。

「我們明天會宣布，」我告訴他。

我真為他高興。這幾個月，他一直昂首站立，承受來自白宮與衛生及公共服務部的抨擊。好幾次我都覺得他是這場危機中唯一可靠的官方發言人，唯獨他是大家都能信賴的人。現在，他知道他已經握有扭轉疫情的關鍵利器，可以絕地大反攻了。

第 6 章

過去、現在、未來

智者不會為沒有的東西傷悲，而是會為擁
有的東西歡喜。

—— 愛比克泰德

（Epictetus，西元前 50 ～ 135 年）

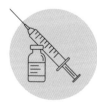

　　那天晚上，我在7點左右回到家，才開始回想這不可思議的一天。我坐在最喜歡的那張椅子上，寂靜包圍著我。接著，我喜極而泣，就這樣坐著沉浸在當下的情緒裡。妻子、兒女都坐在我身邊，我的兒子握著我的一隻手，女兒則握著我的另一隻手。由於這幾個月我都在家工作，他們也是這項任務重要時刻的見證人。他們陪我歷經每一刻，不管是歡喜或憂傷，此刻他們同樣為我們的成就感到無比驕傲。

　　那天晚上，我想到全世界將近6,000萬人感染新冠肺炎，超過130萬人因此喪生。這場危機是如此巨大，而我們竟然能夠突破萬難，找到解決之道，我的內心因此感到澎湃不已。

　　在那個靜謐但令人激動的夜晚，我也想起我的父母莫伊與莎拉・博爾拉（Mois and Sara Bourla）。在過去一年來，種族主義與仇恨撕裂了這個偉大的國家，因此我必須開始講述我的家族故事。

＊　＊　＊　＊　＊

　　15世紀末，斐迪南國王（King Ferdinand）與伊莎貝拉
女王（Queen Isabella）頒布《阿爾罕布拉法令》（Alhambra
Decree），命令所有西班牙猶太人皈依天主教，否則將被驅
逐，我的祖先就是在那個時候逃離西班牙。他們最後在鄂圖
曼帝國的塞薩洛尼基（Thessaloniki）落腳，到了1912年，
鄂圖曼帝國瓦解，塞薩洛尼基獲得解放，歸入希臘國土。

　　在希特勒向歐洲進軍之前，塞薩洛尼基有一個繁榮的
賽法迪猶太人社群＊，因此甚至被稱為「以色列之母」（La
Madre de Israel）。然而，後來德國人占領當地還不到一週，
就逮捕了猶太人領導者，驅逐數百個猶太家庭，沒收他們的
公寓。不到三年，當地的猶太社群就被消滅了。德國入侵希
臘之初，塞薩洛尼斯仍有5萬名猶太人；戰爭結束後，只剩
2,000人存活下來。

　　我很幸運，我的父母就在這2,000名倖存者之中。

　　我父親的家庭和其他許多家庭一樣，都受迫離開家

＊ 編注：賽法迪猶太人（Sephardic Jewish）指的是15世紀末居住在伊比利半島
　的猶太人，後來遭到驅逐而逃離至南歐、中東、拉丁美洲等地。「賽法迪」
　是希伯來語，意指伊比利半島。

鄉，被德軍帶到猶太貧民窟，和好幾個猶太家庭一起擠在一間房子裡，生活空間狹小。他們必須佩戴黃星＊才可以自由進出貧民窟。

但是在 1943 年 3 月，德軍包圍了那個猶太貧民窟，並且堵住出口。那時，我父親莫伊和他的弟弟英托（Into）剛好在外頭。他們在回家路上遇見他們的父親，他也剛好外出。他告訴他們情況不妙，叫他們趕快離開找地方躲起來。但是，他必須回貧民窟一趟，因為他的妻子和另外兩個孩子還在家裡。隨後就在那一天，我爺爺亞伯拉罕・博爾拉（Abraham Bourla）和妻子瑞秋（Rachel）、女兒葛拉西艾拉（Graciela）以及小兒子大衛（David）被帶到火車站外的一個營地，接著再送到奧斯威辛－比克瑙集中營（Auschwitz-Birkenau）。我父親莫伊和他弟弟英托再也沒有見到他們。

那天晚上，我的父親與叔叔逃到雅典，設法取得有基督徒姓名的假身分證。協助他們拿到新身分證的是一位警察局長，他正是在當時幫助猶太人逃避納粹迫害的好心人。他們一直待在雅典直到戰爭結束，同時假裝自己不是猶太

＊ 譯注：納粹德國時期猶太人被迫戴上的識別標記。

人……他們已經不是莫伊與英托，而是柯思塔斯（Kostas）與瓦西里斯（Vasilis）。

德國撤兵後，他們回到塞薩洛尼基，卻發現家中財物都被偷或是被賣掉了。他們只得在一無所有的情況下從頭開始。後來，兩兄弟一起經營酒行，做得很成功，直到退休。

我母親和她的家人同樣飽受納粹迫害，不得不躲躲藏藏過日子，還差點慘遭屠殺。幸虧有家人出手相救，她才能保住一命。

我母親一家和我父親家一樣，必須離開家鄉，住在猶太貧民窟。她的父母生了七個兒女，她是最小的孩子。她的大姊皈依基督教，與戰前愛上的基督徒結婚後住在另一座城市，在那裡沒有人知道她是猶太人。當時，猶太人不允許異教通婚，我外公氣得不跟她說話。

不過，當我母親一家要遷居波蘭，因為納粹保證他們能在猶太屯墾區展開新生活時，外公要求我的大阿姨回來看他。這次會面也是他們最後一次見面，當時外公懇求她帶著家裡最小的妹妹一起走，這個妹妹也就是我的母親。

　　在我大阿姨定居的城市沒有人知道她和她妹妹是猶太人，因此我母親就安全了。其他家人則搭火車前往奧斯威辛－比克瑙集中營。

　　戰爭快結束時，我母親的姊夫被調回塞薩洛尼基。那裡的人認識我母親，因此她不得不一天24小時都躲在屋子裡。萬一遭到指認，她就會被揪出來，交給德國人。但當時她還是少女，常常冒險偷跑出去。很不幸，有一次她出去散步，被人發現並且遭到逮捕。

　　她被送到當地一間監獄。這可不是什麼好事，因為大家都知道，每天中午，有些犯人會被押解上車，送到另一個地方，第二天一早，他們就會遭到處決。她的姊夫，也就是我親愛的基督徒姨丈柯思塔斯・狄馬迪斯（Kostas Dimadis）馬上跑去找馬克斯・默頓（Max Merten）；默頓是相當有名的戰犯，他是當地納粹占領軍的首領。

　　姨丈給了默頓一筆贖金，要他保證我母親不會被處決。但是，我阿姨不相信德國人。因此她每天中午都會去監獄，偷看他們押解犯人上車送往處決地點。有一天，她果然看到一直擔心的事發生了：我的母親被送上卡車。

她跑回家告訴丈夫，他立刻打電話給默頓，說他們明明已約定好了，還指責他食言。默頓只說會著手調查，然後就匆匆掛斷電話。

那晚是我阿姨和姨丈生命中最漫長的一夜，因為他們知道我母親可能在隔天早上就會遭到槍決。第二天，在市鎮的另一邊，我母親和其他囚犯被押到牆邊排隊。就在她即將遭到處決的前一刻，一個士兵騎著BMW摩托車前來，把文件交給行刑部隊的隊長。

接著，他們把我母親和另一個女人從隊伍中帶走。她們被載離開現場時，我母親聽到機關槍掃射屠殺留在處刑場上的人。那樣的聲音一直留在她的腦中，餘生縈繞不去。

我母親在兩、三天後獲釋。幾週後，德國人就撤軍離開希臘了。

八年後，我的父母透過家人介紹相親，這是當時很常見的做法。兩人一見鍾情，決定結婚，之後生了兩個孩子，也就是我和我的姐姐瑟莉（Seli）。

我父親對我有兩個期望。他希望我能成為科學家，並且娶到一個好女孩。我很高興他在有生之年看到這兩個夢想成真，但不幸的是，在我們的孩子出生之前，他就與世長辭了。還好，我母親很長壽，能活著看到孫子、孫女誕生，這真是上天賜予的福分。我真希望那天晚上他們能在身邊就好了，我就可以和他們分享這場勝利，因為隔天早上，全世界就會得知好消息，也知道我在這場勝仗中扮演的角色。如果他們當年沒能勇敢活下來，哪有今天的我。

＊　＊　＊　＊　＊

第二天，也就是2020年11月9日，我們發布了新聞稿。我和米凱爾接受媒體採訪。訪問開始之前，我打電話給曲速行動負責人蒙塞夫・施勞威，讓他知道疫苗研發的好消息。那時差不多是早上6點，我從以前的交談中得知他每天早上5點前就起床了。我也曾考慮過前一天打電話給他，就像我告知彼得・馬克斯和安東尼・佛奇，但我擔心消息外洩。不過，我不是怕他說出去，而是一旦他知道消息，就得向白宮報告，因而走漏消息。蒙塞夫非常關心這件事。我可以從他的聲音中聽出興奮與喜悅的情緒。

那天，天還沒亮，莎莉和尤蘭達就來我家會合。因為尤蘭達覺得，就是在這個特別的一天，我們要跟全世界分享這個重大消息，應該要有團隊成員在我身邊作伴。

莎莉和尤蘭達都住在紐約，因此她們一起搭車到我家。她們在早上5點30分碰面，再到我居住的威徹斯特郡。她們後來告訴我，在搭車來我家的路上，她們感覺無比興奮與驕傲。她們看著太陽從地平線上升起，內心激動不已。新冠肺炎依然肆虐，但我們將為全世界帶來第一個希望。

我們的好消息像野火燎原般傳播開來。在世界上每一個國家，這個消息都是頭條新聞，很多媒體甚至不停的報導。這則新聞的熱度令人驚異。許多個月以來，世界都在黑暗之中，現在終於有了好消息，讓人看到一線希望，像是看到隧道盡頭的光。這一整天，我不是在接受採訪，就是在和眾多其他國家的元首通電話。他們來電向我恭喜輝瑞成功。

那天下午，我暫時抽身參加例行的光速計畫會議，這是過去好幾個月來每週一、四我必定要做的事。會議一開始，我們慶祝了一番，但很快就回歸往常開始工作。我們特別注意的是，為了盡快獲得美國食品藥物管理局以及其他監管機關的授權，需要提交哪些東西。另一個重點則是，要確保我們冒著風險生產的最早幾批疫苗可以及時準備完成，一旦獲得核准，就可以在幾個小時內把疫苗配送出去。

在接下來的幾天中，我們的新聞可說是鋪天蓋地、獨占版面。各國元首不斷打電話給我，向我和輝瑞祝賀。例如，以色列總理班傑明·納坦雅胡（Benjamin Netanyahu）就在11月11日打電話給我。我也接到許多位美國議員的電話，包括眾議院議長南希·裴洛西（Nancy Pelosi）、參議院多數黨領袖查克·舒默（Chuck Schumer）、眾議院少數黨領袖凱文·麥卡錫（Kevin McCarthy）等人。

同時，我也耳聞川普總統對輝瑞和我極為不滿，因為疫苗的分析結果在11月3日大選日之後才出爐。他認為我們明明可以在選舉前就公布結果，卻故意拖到選舉之後，就是為了扯他的後腿。同樣的消息來源告訴我，衛生及服務部部長艾力克斯·阿札爾也有同樣的想法，而且他就是在川普身邊搧風點火的其中一人。幾天後，副總統彭斯打電話過來。我知道白宮氣氛低迷，害怕他來電是要向我們抱怨。沒想到，他表現得風度翩翩，不只向我祝賀，還感謝我們為這個國家和全世界所做的一切。他就是這麼說的，甚至沒提到別的事。他的話讓我感動。不過,川普總統沒有打電話給我,他沒來電致謝,也沒打來抱怨。

　　沒想到命運無常,在短短一週當中,我的私生活被攤在鎂光燈下,但這卻是無可避免的倒楣事。早在很久以前我就設定好,一旦輝瑞的股價達到某個價格時就自動賣掉股票,但當時我們的股價漲得太快,比我預期得還要早就達到目標價格。然而,大多數人不知道的是,上市公司的執行長不能隨心所欲的賣出自家公司的持股。這是因為他們掌握太多公司的重要資訊,而且是一般大眾無法掌握的資訊,很容易被指控內線交易。因此,律師通常會建議他們採用10b5-1規則訂定出售持股的計畫,*也就是說,持股人可以事先決定,在指定的期間內,當股價達到特定價格時啟動計畫,自動出售當初設定好的股數。

　　在輝瑞,我們採取更謹慎的做法,規定股票出售計畫提出後,至少要等兩個月才能啟動交易。這樣的做法可以讓持股人在設下股價限制以及賣出股票的時間後,相隔至少兩

---

* 編注:10b5-1規則(Rule 10b5-1)是由美國證券交易委員會(Securities and Exchange Commission)制定,可以讓上市公司內部人員在預定的時間出售預定數量的股票,以避免內線交易。

個月的時間才啟動交易，以確保他確實遵守安全交易的規定，並杜絕內線交易的嫌疑。而我早在2020年2月就設定好出售股票的計畫，那時我們甚至還不知道新冠肺炎會肆虐全球，輝瑞也還沒有研發新冠疫苗的打算。

我是透過富達投資公司（Fidelity Investments）管理計畫，預定出售的價格為每股41美元。到了2020年8月，在計畫到期之前，我以同樣的價格和售股數量將計畫展延一年。接著我們在11月9日公布第三期臨床試驗報告，當天輝瑞的股價就超過我設定的價格，富達便自動執行交易。直到第二天他們傳送股票交易通知給我，我才意識到股票已經賣出。當我出售股票的消息公諸於世後，兩天前還在為我歌功頌德的電視節目和報紙，現在卻質疑我的動機可疑，懷疑我早就知道11月9日會發生什麼事，所以才會在這個時間點獲利了結。我不習慣受到這樣的關注，因此受到相當大的打擊。我有生以來第一次感受到身為公眾人物的陰暗面，不禁感嘆世事多變，即使我兩天前才剛「拯救世界」也不例外。

在接下來幾天，有一支科學家軍隊忙著將數據製成表格，準備提交所有必要文件給監管機關，例如向美國食品藥物管理局申請緊急使用授權。他們會每天兩次向我報告準備進度。由於必須準備的資料極其龐大，每一份檔案都有幾千頁之多。在過去幾十年的疫苗研發史中，藥廠通常會把臨床試驗數據分析報告列印出來，透過郵件或翌日送達的快遞服務，送交給美國食品藥物管理局。後來，又改成把資料存放在硬碟裡再寄出，最近的做法則是上傳到入口網站。

不過這一次，曲速行動要求特勤局（US Secret Service）協助。他們說，上傳到入口網站太危險了，於是給我們一個加密硬碟，還說特勤局會到我們在費城市郊的設施取走硬碟，並約定以「黃石」（Yellowstone）作為接頭暗號。我們的人員一直忙到最後一刻，才把資料從公司電腦下載完成並匯入硬碟。到了約定的那一天，也就是11月20日週五，兩台完全相同的黑色休旅車來到費城科利奇維爾行政區（Collegeville），停在我們的大樓前，完全就像詹姆斯‧龐德（James Bond）系列電影中的一幕。

我們帶領特勤局幹員到放置硬碟的房間，然後把硬碟交給他們保管。雙方都在證據監管鏈文件上簽字後，特勤局要求我們所有人離開房間。接著，其中一位幹員把硬碟放在他帶來的手提袋裡，另一位幹員則把空白的硬碟放在另一個看起來完全相同的手提袋中。當他們離開房間時，沒有人知道哪一位幹員帶著存有資料的硬碟。最後這兩位幹員各自跳上一台黑色休旅車，然後揚長而去。任務完成後，我們的賓州團隊打開一瓶香檳慶祝。這一週真是漫長。

我們也把這份資料也提交給許多國家的監管機關。2020年12月2日，英國首先核准我們的疫苗，這也是全世界第一支獲得核准的mRNA新冠疫苗。九天後，在2020年12月11日，美國食品藥物管理局核發了緊急使用授權。以色列則是在幾天後核准這支疫苗；12月21日，我們也得到歐盟的核准；最後在12月31日，這支疫苗獲得世界衛生組織的認證。因此，輝瑞／BNT疫苗是上述機關核准的第一支新冠疫苗。在之後的好幾個月裡，我們的疫苗獲得超過100個國家的核准，並送往世界各地。

第 7 章

第二個奇蹟：
製造

要不斷超越自我。

——荷馬

（Homer，西元前750～701年）

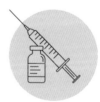

　　打破時間紀錄研發出疫苗的感覺就像締造奇蹟。而第二個奇蹟就是我們快速製造以及配送全球的能力。

　　疫苗的研發與製造可說是一體兩面。把實驗室裡的方程式轉成化學式，再以此製造出數十億劑疫苗，安全運送到位於世界各地的數百萬個地點，讓訓練有素的第一線醫護人員接手，把拯救性命的疫苗注射到殷殷期盼的病人手臂上，這等於是另一項「登月任務」。其實，這項任務包含一連串比較小的、策略性的登月任務，也就是動態供應鏈、精密的製造，以及前所未有的陸海空物流運輸。每一個步驟都少不了世界級的專業知識，否則就會功虧一簣。

　　要完成如此複雜的登月任務，祕訣就是我們員工的創新精神，以及不屈不撓的意志。

　　輝瑞的生產部門是由麥克・麥德默特領導。麥克與他的團隊本來是和研發團隊分頭並進，但自從2020年11月我們公布分析報告之後，他的團隊就成為主力，必須生產大量疫苗供應全世界。輝瑞的生產部門約有2萬6,000人，分布在全球42個地點。

　　2020年1月，新冠病毒尚未擴散到全世界，但是營運據點位於中國的輝瑞全球供應部門已經陷入疫情危機。麥克和他的團隊必須迅速因應，才能繼續在那裡生產藥品。下一個爆發大規模疫情的地點是義大利，那裡也有我們的生產據點。到了1月底，美國傳出第一起病例時，我們已經知道首要目標是要確保生產部門與供應鏈員工的安全。

這些專業人員為了持續供應全球病人所需的藥品不停的工作。所以，在短時間內，我們就實施一項史無前例、全方位的計畫，用來控制工作現場的作業狀況。我們的做法包括減少工作現場的勞動力，只保留生產藥品的關鍵人員；實行社交距離，加強工作現場的清潔程序；以及擴大使用數位營運中心（Digital Operations Center），也就是輝瑞開發出來的數位平台，使我們的供應作業持續不間斷。這個平台提供視覺管理的溝通工具，可以建立生產作業的資料快照，並且具備行動追蹤功能，所以在各地工作現場的人員就能在保持社交距離的情況下，親自或是透過網路隨時掌握情況、協力工作。

由於我們採取一切預防措施，確保所有工作現場安全無虞，才能實行我在2020年3月提出的同業合作計畫，支援其他生物製藥公司的生產作業。舉例來說，吉利德科學公司

（Gilead Sciences）就借用我們的設備生產抗病毒藥物瑞德西韋（remdesivir），以因應與日俱增的需求。麥克的生產部門團隊不但要顧及同業合作，還必須生產不可或缺的藥物，幫助醫院舒緩有增無減的醫療壓力。因為醫院裡仍有無數病人正在使用呼吸器，需要用我們生產的藥物來鎮靜、鬆弛肌肉與緩解疼痛。

不過，生產部門現在才要開始承擔壓力。起先，當生產團隊得知我們將要製造對付新冠肺炎的疫苗時，大家都非常興奮。他們以為疫苗配方的研究與發展至少要一年，他們也還有一年的時間完成產品的製造與包裝。但這不是我設想的時間表。

我要求生產部門團隊派出最優秀的人來參與這項計畫，和研發同時進行，不必擔心錢的問題。通常我們會先研發再生產，也就是說先研究，等到成功之後，才會投入資源準備生產。然而新冠肺炎來勢洶洶，我們沒有餘裕照順序進行，只能研發與生產並行，因此得投入更多資源。而且我們沒有捷徑可走，安全與效力最重要。我請每一個團隊根據需求編列預算。生產部門最初預計一開始就需要5億美元，後來這筆預算迅速增加到8億5,000萬美元。他們提出這個數字時，我不只告訴他們這筆錢不是問題，甚至問他們如果要再加快速度，還會需要哪些資源。

為了幫助各位了解狀況，我補充說明一下，在新冠肺炎爆發前，輝瑞每年生產的疫苗總量是兩億劑，其中包括可以保護嬰幼兒與成人的沛兒肺炎鏈球菌疫苗（Prevnar）。在這場疫情之前，沛兒是我們生產量最大的疫苗，而我們花了整整十年才達到這樣的生產量。我知道我們必須在短短九個月把整體的疫苗生產量增加一倍，而且使用的還是從未大規模量產的mRNA平台技術。

除此之外，生產部門根本不知道我們會選定哪一款候選疫苗來量產製造，他們必須根據四種不同配方各自安排，可能還要準備四種不同的製造方法，才能為四款候選疫苗分別擬定不同的生產計畫。以往常的做法而言，他們只要針對一款候選疫苗來安排。不過我們的候選疫苗是從四款縮減成兩款，最後才決定採用b2的配方。他們可能上午還在研究b1，沒想到下午就改成b2了。藥品服務部門主管約翰‧路德維格（John Ludwig）是來自密蘇里州雀斯特菲爾德市（Chesterfield）的藥學專家。他則是告訴他的團隊，計畫當然每天都會有變化，這代表我們盡全力在想辦法終結這場全球大流行。

　　無止盡的追趕截止期限，再加上不停變動的優先事項，不管是在工作現場待命的關鍵人員或是遠距工作的員工都感到沮喪、疲倦和緊繃。必須前往工作現場的員工每次離家工作時都有染疫的風險。但他們都知道，持續通勤上班是為了幫助病人找到希望，這樣的精神實在令人敬佩。

　　我們在紐約珍珠河鎮的研究實驗室正是位在疫情的熱區。所以，我們的員工為了研發疫苗，每天都冒著群聚感染的風險往返實驗室。在疫情期間，每天都有超過 350 名員工到珍珠河鎮的實驗室。他們認真執行種種防疫措施，像是戴口罩、勤洗手、保持社交距離，穿戴防護裝備，但是他們一天到晚都待在實驗室，連週末也不例外。在大環境如此艱困的狀況下，這種辛苦實在難以言喻。在疫情期間，遍布全球的輝瑞員工共有 3,400 人受到感染，幾十人住院接受治療。截至 2021 年 7 月 27 日，共有 23 位同事與 4 位承包商喪生。每當我得知這樣不幸的消息，或是聽聞他們的家屬落入困境，總會親自打電話或寫電子郵件慰問。

　　此刻，全世界仍有數百萬人因為染疫命在旦夕。我們評估所有工廠與設施的資源與生產能力，並且仔細研究每一個地點，拆解每一個步驟，看怎麼做能更安全、更迅速的製造疫苗。我們在美國各地都有工廠和配銷據點，但我們選定三個地點建立大規模的生產基地。第一個就是在密蘇里州的聖路易斯郡（St. Louis）。

聖路易斯郡的雀斯特菲爾德市就是我們生產疫苗抗原其中一項成分「質體DNA」（plasmid DNA）的據點。質體DNA可以作為模板，生產出疫苗所需的mRNA序列。而這種模板DNA的製備會先經過細胞培養步驟，然後再透過一系列的層析與過濾步驟進行純化。接著，純化後的模板DNA會被處理成線狀（linearized），並且再運送到麻薩諸塞州安多佛鎮（Andover）的據點，用來生產mRNA原料藥（drug substance）。

在這個生產基地內，我們會把線狀的模板DNA和mRNA的核苷酸一起放進反應容器中培養，透過酶的作用就能製造出mRNA原料藥。接著，mRNA原料藥會被純化，以確保品質達到我們設定的高標準，再送到兩個生產基地進一步處理與調製配方。

　　其中一個基地位於密西根州卡拉馬祖市（Kalamazoo），
是普強藥廠創辦人威廉・普強（William Upjohn）的出生
地，也是我們在美國最大的無菌針劑製造廠。另一個基地則
是在比利時安特衛普省的普爾斯市鎮（Puurs），當地以白蘆
筍和美味的啤酒聞名，也是歐洲最大的無菌針劑製造廠。

　　我之前就要求團隊，每一個生產步驟都至少要在兩座
不同的工廠進行。這樣一來，如果其中一座工廠出問題，我
們就能確保另一座工廠仍然可以繼續生產。此外，我決定在
美國和歐洲分別開設生產線，也是為了預防出口限制。後來
證明這項預防措施是明智之舉。*

　　在這兩個生產基地中，我們會透過一系列的步驟，採
用衝擊噴流混合與特殊混合技術，將mRNA原料藥和其他
原料混合，製作成非常重要的脂質奈米顆粒，最後再進行無
菌過濾。接下來，這些疫苗原液就可以送到無菌充填生產
線，裝進無菌的藥瓶中封蓋。充填好的藥瓶還要經過檢查，

---

* 譯注：2021年4月，拜登政府為了保障美國本土的疫苗供應，動用
　《國防生產法》（Defense Production Act，簡稱DPA），限制並阻止疫苗
　生產原料與設備出口，致使其他國家在疫苗生產以及資源取得上陷入
　困境。

才會被送到包裝生產線貼標籤和封裝。封裝好的箱子會送到冰櫃中儲存，最後放進裝有乾冰的運送箱中就可以出貨了。

然而，由於民族主義氣焰高漲，阻礙我們達成目標。有些國家為了保護自己的利益，不讓我們需要的疫苗材料與原料出口。因此，我們需要額外建立一條供應鏈，以防任何國家或區域聯盟限制出口。我們就像是面對3D立體拼圖一般思考每一個環節。除了疫苗的材料與原料，我們還需要玻璃藥瓶與瓶蓋。幸好，我們不但是這種產品最大的買家，而且已經和供應商建立良好的關係。

後來我們了解到，我們製造的新冠疫苗中最關鍵的成分就是脂質。別忘了，我們的疫苗是利用脂質奈米顆粒來運送mRNA，才能夠指示細胞製造新冠病毒的棘蛋白。化學合成的脂質因此成為我們必須解決的首要難題。而且這是一種新的成分，從來沒有大規模用在其他疫苗上。

更複雜的是，我們需要的脂質有四種，兩種是專利產品，兩種是一般商品。我們要去哪裡購買大量不同的脂質呢？說實在的，不好買。在商品方面，專攻利基市場的化學公司就是關鍵的合作夥伴。「合作」一詞還不足以描述我們與整個生物製藥生態系統極其緊密的關係。但是即使有這樣的關係，依然不夠。我們不得不跨足原料製造業務，開始生產所需的脂質，以防斷貨，也才能源源不斷的生產疫苗。我們最先在康乃迪克州葛羅頓市鎮（Groton）的據點生產脂質，後來也在其他地方如法炮製。我們通常不生產原料，但這次的狀況非比尋常。

在實驗室裡做研究，製造一個 mRNA 脂質奈米顆粒是一回事，大規模的生產、販售又是另一回事。在研究階段，我們設計出一套技術解決方案，其中包括製造一組高壓幫浦，其中一個用於水溶液，另一個用於有機液體。除此之外，還有一個大小和滑鼠差不多的裝置，我們稱為「T 混合器」。高壓幫浦可以把水性配方與有機配方打入 T 混合器，機器內的幾何形狀會將這些配方結合，組成脂質奈米顆粒。這整個過程是透過非常複雜的演算法處理，並且由人工智慧控制，而且這套演算法正是特別為了這個步驟編寫。接下來，我們會將脂質奈米顆粒純化，最後填充到玻璃藥瓶中，就成為人們看到的最終產品。

當我們一方面緊盯目標，不斷拉高疫苗產量時，另一方面，我們也開始擔心供應商負擔過重。最後，我們找到的解決方案就是建立自己的生產能力。這代表我們必須準備數十部加壓幫浦與T混合器，才能組合成一組脂質奈米顆粒生產設備。

一般在科技產業，我們可以看到和倉庫一樣大的數據中心，裡頭有成百上千個層架擺滿由網路連結的電腦，結合起來就能進行雲端運算。我們的脂質奈米顆粒設備就像這樣，結合起來就可以生產大量的疫苗。我們在組裝這些設備所需的工具與軟體時，也會注意是否合乎藥品優良製造規範（Good Manufacturing Practice，簡稱GMP）。藉由開發這些全新的生產能力，輝瑞與BNT才得以把幾億劑疫苗運送到全世界超過100個國家。

曲速行動負責人蒙塞夫・施勞威參觀過我們在卡拉馬祖市的生產據點後告訴《華盛頓郵報》（*The Washington Post*），輝瑞的決心與努力讓他非常感動。他還說，顯然輝瑞計畫運用他們橫跨在全球的據點規模、龐大的資金，以及無數工程師，像推土機一樣勇往直前，無論如何都要生產出上億個攜帶mRNA的奈米顆粒。

在我們每週兩次的光速會議上，生產部門主管麥克・

麥德默特和他的團隊是不可或缺的成員。他會適時擁護我們的致勝文化，激勵大家大膽創新，放膽行動。但是，立定遠大的目標和完成偉大的任務完全是兩回事。我和光速計畫團隊以及生產部門一起考量可能面臨的極限。有時候，這就像是拔牙那樣痛苦。我們惶惶不安，但進展的情況不錯。在新冠疫情危機的早期，我們制定的目標是每年生產兩億劑，但我們很快又把產量提高到五億劑。接著，我問大家：為什麼我們不能生產十億劑？如果我們能達成這個目標，為什麼不能再生產更多？麥克說，就我們目前的成績而言，已經可以說是奇蹟。

「你真是完全不知足，」他向我說：「你的要求實在不可能辦到。」

他說的沒錯。在踏上這段旅程之初，我根本無法想像他們能達到這麼多成就。而且，我的確不知足，只會不斷要求更多。不過我也知道，我們已經打造出一支夢幻團隊，每一位成員都很了不起，所以我認為我們絕對會成功。其實，我相信我們是唯一能做到的人。

儘管我們有進展，卻也歷經很多起起伏伏。我一直不斷給員工壓力。舉例來說，我對數字過目不忘，如果有人提出某個預測數字，下一週或下一個月卻調降數字，又沒有解釋為什麼調降，我就會勃然大怒。

「簡報檔第 7 張的時程表和執行摘要那一張上面的日期不一致。你在第 11 張打的數值比我上次看到的數字還要小。你應該把這些修改放在最前面並且標示清楚，而不是埋在一堆簡報頁面裡面。請不要再這樣做，你知道我對數字有多敏感，可以記得一清二楚。」

最後，辦公室主任尤蘭達打電話給輝瑞全球供應團隊的成員，建議他們每當數字有變動，最好在會議前讓我知道。她說：「如果有難以啟齒的事，一對一不是比較好講？在所有團隊成員面前，不是更難開口嗎？」他們都認為她說的有道理。

在研製疫苗的過程中，我看到麥克不斷進步，成為最好的領導人才。他養成「大膽創新」的思維，並且因此覺得了無拘束。他會設定大膽的目標，決心掃除每一個障礙。我記得很清楚，有一次他在會議中向大家說明，他將如何在 2021 年把產量提高為 30 億劑。問題是，如果我們要大幅提高產能，也得準備很多組這種全新製程的設備，但我們的生產基地已經沒有足夠的空間可以設置這些設備。

「我得蓋新廠房，」麥克說：「不過你也知道，建築施工需要幾年的時間。」

我還沒開口問他打算怎麼做，他已經準備好答案。

「我們有一個解決辦法。」

他給我們看一張簡報，畫面上有一條汽車裝配線，而且就設置在帳篷下。這張照片來自特斯拉（Tesla）的生產基地。

麥克說：「伊隆・馬斯克（Elon Musk）向全世界宣布，他將在一年內蓋好用來生產特斯拉汽車的工廠，但沒有人相信他。不過，他真的找到方法把設備放在非常輕便的建築結構底下。」

這個開場白讓我眼睛為之一亮。

他接著講：「當然，我們生產的是無菌製劑，不能把全新的配方設備設置在帳篷底下。但重要的是效法這個概念。

我們可以預定模組化的廠房，設置在卡拉馬祖的生產基地，如此一來只要幾個月就能完成，不用花好幾年。德州有一間製造商可以提供這樣的廠房，我們指定規格後，就會在當地生產，然後用特殊的大型卡車運到密西根。只是我們必須在夜間運送，而且需要幾個州的警力配合，但這是可行的做法。我們不用花費好幾年，只要等幾個月就好。」

他繼續講述預購模組化廠房的細節，並說明他們會如何製造、運送和組裝。我邊聽他說，不禁為他感到驕傲。他的思想靈活，真是傑出的領導者，我和財務長法蘭克・達梅立歐任命他為我們生產部門的負責人果然沒看走眼。

2021 年初，我們公開承諾將在年底前生產 25 億劑疫苗。生產團隊也沒想到他們能達成這樣的目標，喜不自勝，也為成功感到自豪。我在輝瑞工作了 28 年，如果要說我從中學到什麼，我會說人們往往低估自己能辦到的事，而且在一個像輝瑞這樣龐大的組織中，人們甚至會再更加低估自己。因此，你必須施展自己的才能，相信自己能做的比想像中的還要多。你總是可以自我鞭策，超越自己設定的目標。

我們製造的疫苗是像雪花一樣脆弱的產品。我們必須小心翼翼的將這些雪花用船隻、卡車和飛機送到世界各地。

在研製疫苗的早期，為了做出有效力的產品，我常常輾轉難眠。現在，疫苗做出來了，運送的問題又讓我大傷腦筋，時時來回踱步。我們的mRNA疫苗必須在攝氏零下70度（華氏零下94度）的極低溫下儲存和運送。如果我們是在月球的夜晚運送疫苗，也許就不成問題；但在地球上，這真是一大挑戰。在如此低溫的環境下運送這麼大量的疫苗完全是前所未有，根本沒有基礎設施可以因應這樣的運送條件。這就像是我們的火箭（也就是疫苗）已經升空，卻沒有地方可以降落。不過，我們的全球供應鏈團隊想出一個絕妙的解決方案。

我們的冷凍專家、被大家暱稱為「冰人」（Ice Man）的詹姆斯・吉恩（James Jean）領導一群工程師設計出一種溫控低溫運送箱，可以儲藏疫苗並運送到世界上任何一個地方。在新冠肺炎出現之前，我們已經開始嘗試開發這樣的運送箱，當疫情爆發後，我們跳過測試階段，直接進入全面生產與採用階段。這個運送箱大概像登機箱那麼大，重約75磅（約34公斤），至少可以裝載一盤、最多五盤的藥瓶托盤。每一個托盤上有195個藥瓶，每瓶可以提供6劑疫苗。

因此，一個運送箱最多可裝載5,850劑疫苗。

這個箱子可以讓我們追蹤三項資訊，分別是位置、溫度與光線。GPS讓我們即時得知箱子的位置，溫控監測儀會記錄溫度的變化，而光感測器則會通知我們箱子被打開或是破裂，那就有安全的隱憂。為了監測這些數據，你可以想像我們一直盯著一個附有世界地圖的電腦儀表板。

在任何時候，全球都有至少3,000個我們的低溫運送箱在飛機上、在船上、在陸地上，或是在醫療機構內。我們的全球供應鏈團隊可以在電腦上點擊任何一個運送箱，查看箱子目前的溫度、位置、運送階段以及異常紀錄。例如，演算法會記錄箱子是否準時抵達某個機場，或是運送箱子的卡車是否因為天候因素或事故而改道。如果有人打開箱子，我們也會知道。由於我們看得到每一個箱子的數據，我們也會得知透過同一種交通工具送達的運送箱數據是否有差異。每一個箱子都是獨立的，不管負責運送的是聯邦快遞（FedEx）、UPS或是美國聯合航空公司（United Airlines），只要我們收到警告或通知，他們也會同時收到訊息。不過，我們從來不會依賴單一公司運送疫苗。

除此之外，我們還有一個全球安全營運團隊，負責觀察全球各地是否出現潛在威脅或面臨真正的危險，例如天候因素或是政治、社會動盪等。如果發現異常的情況，他們都會發出警訊。早期在測試這套系統的時候，我們有一個開放的管道，讓所有物流專家隨時溝通、合作。如果我們發現某個箱子在運送途中出了問題，就會中止運輸，必要時再重新出貨。

這套系統設計得非常巧妙，因此我們的運送準確率達到99.9％。這是過去不曾存在的系統，我們因此戲稱那個時期是「前冰河時期」。現在，這些運送箱還可以當作超低溫儲存箱使用，在沒有冷藏設備的地方派上用場。以前，疫苗運送箱會記錄數據，但我們只能在運送完成後下載資料，回頭審視運送過程。現在，我們可以即時查看關鍵數據，以便立即因應、更正並且達成任務。

隨著我們探索創新的mRNA技術，這種物流技術的突破將會在未來帶來更多助益。

疫苗運送一直都有「最後一哩路」的問題。我們大可利用飛機、火車、船隻或汽車把疫苗送到幾千哩以外的地方，但是進入市中心或偏遠社區的最後一哩路上，通常仍然必須維持穩定低溫，為此我們還要解決許多複雜的問題。發明一種治療藥物或疫苗是第一哩路，但後面還有長遠的路要走。藥品運送一直面臨這樣的挑戰，這也就是為什麼有些公司和慈善組織會投資在行動冷凍櫃上。

我永遠忘不了我們即將運送第一批疫苗那幾天。厭倦隔離的世界突然對物流大感興趣，緊盯疫苗的運送、儲存、分配與使用。很多人開始研究錯綜複雜的流程圖，就像大戰時期紙上談兵的將軍，一天到晚鑽研全國和地方報紙上公布的「軍隊行動」。在美國，開始出現有箭頭標示、圖表和日期的地圖，說明疫苗從我們在中西部的製造、分配點運送到他們居住的州和當地醫療院所的路徑。同樣的，歐洲人也不斷追蹤我們在比利時普爾斯市鎮製造廠運送出去的疫苗。有些圖表的起點是我們在威斯康辛州歡樂草原村（Pleasant Prairie）的工廠；還有一些圖表的起點則是鄰近密西根州卡拉馬祖市、位於波蒂奇市（Portage）的據點，我們第一批290萬劑疫苗就是從那裡的冷凍農場運往600多個地點。

我們在密西根州波蒂奇市的據點建立一座比足球場還大的冷凍農場，能儲藏一億劑疫苗；另一座冷凍農場則是在比利時普爾斯市鎮。我們在全世界共有三座冷凍農場，可儲藏的疫苗最大容量為四億劑。輝瑞的員工說，他們根本無法走到住家巷弄的盡頭，因為鄰居會走出來向他們道謝並且詢問一堆問題。

最先接種輝瑞疫苗以抵抗新冠肺炎的是來自倫敦北部、英格蘭中部地區大學醫院的一群病人。其中第一位接種者是瑪格麗特・基南，排在她之後的則是來自老年醫學科病房、高齡81歲的威廉・莎士比亞（William Shakespeare）。真巧，這位長者和最偉大的悲劇作家同名，卻搶先看到希望的曙光。由於英國政府已經核准開放接種我們的疫苗，幾個小時前輝瑞員工焦急的等著把箱子裝上卡車。而且卡車司機的工作時數已經達到上限，替代司機於是在一旁待命。

自從我們開始研發疫苗以來，今天是第269天。

2020年12月12日週六的《紐約時報》（*The New York Times*）總結得很好：「這支疫苗的授權引發一連串複雜的協調行動，從輝瑞到民營運輸公司、各州與各地區衛生官員、軍隊、醫院以及連鎖藥局攜手合作，使第一批300萬劑的疫苗能盡快送達，讓醫護人員與安養中心的老人接種，同時疫苗還必須在超低溫的環境下儲藏、運送。」商業版上還刊登了這麼一篇文章：〈空中救援的偉大目標：運送數十億劑疫苗〉（An Air Rescue's Goal: Billions of Doses）。

在12月13日週日早上，卡車駛進我們密西根工廠的裝卸區，載走可以拯救性命的疫苗。由於疫情的緣故，我們無法聚集在公司的戰情室，見證這歷史性的一刻。我們的團隊成員四散各地，分別坐在自家客廳或早餐桌旁。我也和大家一樣緊盯著電視，並且透過我們的管道密切注意狀況。

安全、有效的疫苗終於問世的消息實在振奮人心，這也是我職業生涯中最棒的一天。在電視上看著疫苗展開旅程，抵達全世界各地的醫療院所，注射到民眾的手臂裡，我感覺一切大功告成。看到一輛又一輛的卡車載走疫苗，我的心充滿欣喜，正如跨欄選手或馬拉松跑者衝過終點線那一刻的感覺。

短短九個月前，西雅圖是全美國最先傳出疑似新冠肺炎死亡病例的地方，在我們送出疫苗那一週，疲憊不堪的醫護人員已經瀕臨崩潰。他們不眠不休的工作，有些人撐不下去，不得不轉換跑道。病房人滿為患，醫療量能逼近飽和。

西雅圖當地報紙引用佛奇博士的話：「救兵來了。」不久，我們在頭版看到一張令人揪心的照片，那是一位剛接種疫苗的醫生激動得彎腰痛哭。

在實驗室研發出疫苗，然後交由工廠製造，最後打在全世界病人的手臂上，這個過程就像接力賽。我們把接力棒交給各地的醫院、診所與藥局，他們負責把疫苗注射到病人與民眾的手臂上。

以美國最大的藥妝連鎖企業CVS藥局為例，截至2021年4月，他們已經在全美國零售藥局的2,100個地點為1,000萬名病人注射疫苗。CVS藥局在疫情爆發之初就在各地設立檢測站，等於是為疫苗接種階段做足了準備，他們甚至招募護理師與技術人員，以確保人力充足。由於CVS藥局透過網路宣傳加上人員推廣，94%的病人都會依照預約日期回去打第二劑疫苗。如果病人無法前往藥局，他們也會安排共乘公司Lyft幫忙接送病人。在全球大流行期間，只有我們最親近的鄰居得到保護，我們才能不受病毒威脅。

另一項挑戰是，我們很早就知道要避免浪費，設法增加每一個藥瓶的可施打劑數。

我們最初向監管機關提出申請時，我們在藥瓶中裝填了足量的疫苗原液，每一瓶原液經過稀釋後大約會有2.25毫升的疫苗，而每一劑只需要抽取0.3毫升的疫苗，所以每一瓶原液至少可以抽出6劑疫苗。

然而挑戰在於，我們不可能每一次都把每一滴疫苗用光光。這是因為注射後，有少量疫苗完全沒有派上用場，通常都是殘留在注射器的針筒和針頭之間，變成無效體積（dead volumn）。市面上有許多不同類型與品牌的注射器，每一種所殘留的無效體積多寡都不同。通常醫護人員只要在注射器裡多充填一點疫苗，就可以解決這個問題。但是，在新冠肺炎全球大流行期間，每省下一滴疫苗都有可能多拯救一條性命。更精確的來說，每一劑有0.3毫升的疫苗，而每一個藥瓶中留下的任何一丁點疫苗，都有機會多救一個人。我們希望不浪費任何一劑疫苗。

早先，我們就已經在光速會議上深入討論過這個問題。我們費盡千辛萬苦才好不容易增加產能，卻因為無效體積的問題造成這麼多浪費，怎麼說都不太對勁。第一個向我提出這個問題的人是BNT的吳沙忻。他注意到我們在藥瓶中多充填了不少疫苗原液，還告訴我說，根據他的計算，我們會浪費40％的疫苗。

「艾伯特，我們得想辦法解決這個問題，」吳沙忻說。

我向團隊提出這個問題，開始探索解決方案。我們決定測試各種不同針筒與針頭的組合，查看每一種組合最多能抽出多少劑數。由於當初提供資料給監管機關時，我們還沒研究出每一個藥瓶能夠抽取的最高安全劑數，為了保險起見，我們在申請表上表示每一個藥瓶只能抽取5劑疫苗。

我們向世界各國提交申請後，很多國家核准了我們5劑型的疫苗。不過，我們依然努力收集證據，證明一瓶疫苗可以抽取更多劑疫苗。我們幾乎已經研究過全世界每一種廠牌的針筒和針頭組合。因為早在2020年12月和2021年1月，我們在各國分公司的經理人已經打過電話給當地的注射器製造商，接著我們將所有產品列表並且一一進行測試。

我們需要的針筒與針頭組合，必須確保每一個藥瓶都能穩定的抽取出6劑疫苗。後來我們發現，許多針筒與針頭組合都符合條件，而且只要選對低無效體積的針筒與針頭組合，就能減少浪費，讓每一個藥瓶至少多抽出20％疫苗。然而，眼前還有一個更大的阻礙必須克服，也就是我們需要的注射器組合數量不夠供應給全世界。我們必須建立這些產品的供應鏈。因此，我們增加一條全新的、平行的工作流程，並且動用另一個團隊人員來實現這個目標。一開始，我們需要10億組針筒與針頭，幸好供應商熱心協助我們。

我們和一間醫療技術製造商分享我們的生產計畫，他們則啟動自家的設備以提高產量。有時候，製造商希望得到財務上的保證，確保生產出來的大量針筒與針頭真的會有疫苗供應商買走。於是我們告訴他們，產量多多益善，輝瑞保證收購所有賣不出去的針筒與針頭。

他們吃下這顆定心丸之後，立即努力生產，把產量拉到最大，因此市場上都是這種低無效體積的針筒與針頭。這時就輪到我們向監管機關申請變更。一旦得到數據證實每一瓶原液可以抽取6劑疫苗，我們馬上就向世界各國衛生監管機關提出申請。

2021年1月3日，以色列首先核准我們6劑型的疫苗。很快的，其他監管機關也跟進，包括美國食品藥物管理局、歐洲藥品管理局、英國藥物及保健產品管理局（Medicines and Healthcare products Regulatory Agency，簡稱MHRA）、瑞士當局，以及世界衛生組織等知名監管機關。下一步就是指導疫苗施打人員變更程序，讓一瓶原液的抽取劑數從5劑改為6劑，這樣他們才知道該怎麼做。

隨著經驗的增加，有些國家可以更高明的從一個藥瓶中抽取出7劑疫苗，因此總體而言每一個藥瓶的平均施打劑數為將近6.6劑。

在輝瑞內部，我知道同事都為我們共同的成就感到驕傲，但卻不明白他們有多麼自豪。生產部門負責人麥克・麥德默特的五個女兒畫了一張色彩鮮豔、歡欣愉悅的海報送給他，上面寫著「謝謝你們」，並加上以他的部門簡稱為名的主題標籤#PGSProud。*還有一群員工設立了網路商店，販售輝瑞的T恤以及各種商品，這些商品上面都印有輝瑞的商標與標語「科學必勝」（Science Will Win）；我們用這句話來表現我們致力於科學的決心。由於太多員工同時上線要幫家人購買輝瑞周邊商品，網站因此大當機。我們的人資長珮優・莎妮・貝克（Payal Sahni Becher）說，如果有員工身上有輝瑞商標的刺青，她一點也不驚訝。我不會去刺青，但我

---

* 譯注：PGS代表麥克帶領的輝瑞全球供應部門（Pfizer Global Supply）。

得承認，我真的考慮過。

　　回想起來，我不只在得知疫苗效力前幾天憂慮不已，在開始加緊生產疫苗的前幾天也陷入恐慌。事情發生在12月初，當時我接觸到的兩個人後來被檢測出確診新冠肺炎。他們去了急診室，但不需要住院。我們在12月11日下午得知他們確診，而那天晚上我們將會知道美國食品藥物管理局是否核准我們疫苗的緊急使用授權。說來諷刺，在這麼重要的一天，我卻得知自己曾經和確診者直接接觸，而有遭受感染的風險。我的團隊立即進入危機模式，盡快想辦法讓我接受檢測。三天後，我就要在珍珠河鎮的研究基地接受電視節目《60分鐘》（60 Minutes）的訪談，我絕對不能在不經意的狀況下傳播病毒給在場的任何人。

　　我和尤蘭達與珮優討論幾個可能的做法。雖然我可以去看我的私人醫生，但現在是週五下午4點30分，他不可能為我做檢測。我們也討論到我或許可以去當地的檢測中心，但我的團隊認為不妥，而且當地的臨時檢測中心已經大排長龍。我身為輝瑞執行長，而且就在我們等候美國食品藥物管理局宣布疫苗核准消息的這個晚上，如果我被拍到正在等候檢測，對所有人來說都不是好事。幸好我們想出一個替代方

案，檢測結果很快就出來了。謝天謝地，結果是陰性，我沒
有染上新冠肺炎。

2021 年 2 月中，我有一個特別的機會慶祝我們研究、製
造部門與第一線員工歷史性的成就。在那個隆冬，我接到白
宮打來一通絕對機密的電話，對方告訴我，剛上任不到一個
月的拜登總統，希望我帶他參觀我們在卡拉馬祖的生產基
地。其實，那個基地位於密西根一個叫波蒂奇的小鎮。來電
的特勤局幹員請我保密，但我提出要求，表明必須告知生
產部門領導者麥克・麥德默特這件事，特勤局也核准我的
請求。

「麥克，有件事我得跟你說，但請務必保密，不能讓任
何人知道。拜登總統下週要來參觀我們的卡拉馬祖工廠。我
們該怎麼做？」

「我們會告訴員工你要來視察，他們得開始準備。撇開
特勤局不談，我們不會為了總統額外做準備，能做的最多就
是這樣吧。」

聽他這麼說感覺有點奇怪，我記得當時心想：「老天，
我去視察公司工廠的時候真的有造成那麼多困擾嗎？」我想

到當時在疫情爆發初期，曾說過要去安多佛鎮的工廠視察，卻遭到麥克反對，還說我又不是「非去不可」。現在我終於明白為什麼了。

總統預定在2月18日週四來參訪。不巧，那天暴風雪襲擊美國中西部北段，參訪行程很有可能生變。我已經做好心理準備，總統恐怕會取消這個行程，不過白宮再次來電，詢問我可否將總統的參訪日期改為隔日，也就是週五。我馬上回答：「當然。」

那天，拜登總統的車隊抵達我們的生產基地。看到美國總統出現在眼前，我的內心激動不已。總統身後緊跟一位軍事人員，他提著包含各種核武密碼的「核足球」。接著，總統向輝瑞的每個人道賀，我們走過一部又一部機器，員工向我們打招呼、介紹自己的職務角色，並且解釋機器技術的運作原理。能看到總統如此親切，而且輕鬆的和這些藍領工人打成一片，實在難得。他認真聆聽他們說的故事與工作內容，看起來非常自在，不知不覺早已超過時間，因為他還得向我們的員工以及全國媒體發表演說。不過，這時他把我拉到一邊，雙手放在我的肩膀上，定定的看著我的眼睛，對我說：「我聽說你父母是大屠殺的倖存者。」他的幕僚似乎很焦急，想要趕快帶他上台，但他完全不理他們。反而跟我說，他還認識好幾個家庭同樣帶著這樣的傷疤。此刻，世界變得安靜無聲，我感覺到淚水在我眼裡打轉，也感受到他雙手在我肩上的重量。

這一幕只有在美國才看得到。

第 **8** 章

平等：
說起來容易做起來難

要贏得好名聲，最好的方法就是努力成為
自己心目中理想的樣子。

——蘇格拉底
（Socrates，西元前470～399年）

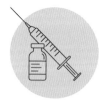

　　我們開始進行新冠疫苗研發計畫時，我曾經明確表示，不需要考量投資報酬率。到了5月，我們仍然沒有提到疫苗的價格，也不曾計算營收流。然而，已經有幾個國家政府要和我們洽談採購事宜，請我們告知價格。因此，現在應該做決定了。

　　我們為藥品訂價的方式是根據藥品為病人、醫療體系與社會帶來的價值。也許有些人認為好的藥品會增加醫療體系的成本，其實事實剛好相反。我們試著計算研發優良藥品的經濟價值。例如，當100人服用某種心臟病藥物後，心臟病發作的次數減少了5次，我們則計算這5次發作會產生多少醫藥費，包括救護車運送、住院、檢驗、醫生診療、護理師照護、因病損失的薪資等，然後再比較100人的藥物成本。當然，這種經濟價值還包括其他眾多細微的層面。像是避免疼痛的價格要怎麼計算？在我看來，這實在無法估價。

　　我要求我們的訂價團隊計算，全球新冠肺炎危機造成多少經濟損失。結果，他們得出一個天文數字。假設疫苗效力為65％，光是住院費用這一項就可以減少高達數千億美元。就算我們把一劑疫苗的價格訂為600美元，仍然比醫療體系付出的成本更低，更別提疫苗救人活命的價值。我知道疫苗能為我們帶來巨大的財務機會，但是在疫情肆虐之下，我們無法用標準的價值計算方式來訂價。我要求團隊從其他觀點切入。我問他們，對付麻疹、帶狀疱疹、肺炎等疾病的最先進疫苗，目前的售價是多少錢？在美國，這些疫苗每劑的價格落在150～200美元之間。在我看來，如果根據目前市面上的疫苗價格，把我們的疫苗訂在低價的一端，似乎相當公平。如此一來就沒有人會說我們利用疫情哄抬價格。我告訴團隊，就以這個為起點討論採購事宜，大宗採購則享有折扣優惠。英國政府、美國政府以及歐盟已經表明要和我們協商採購，我們也已經和他們開始進行初步討論。

然而，不久後，當我們還在討論階段時，一種不安的感覺啃噬著我的心。我在想，我們會不會錯失比獲取財務報酬更有價值的機會？過去20年來，大藥廠一直飽受攻擊，現在終於能為我們的產業挽回聲譽。在美國，製藥業的名聲在所有產業中敬陪末座，跟政府差不多。於是，我再次找上訂價團隊，請他們告訴我目前各種疫苗商品的價格。美國最貴的流感疫苗是70美元，最便宜的則約20～30美元，但這些疫苗的保護力都不高，大約只有50％。

「我們要改變做法，」我告訴他們：「對高收入國家，就以最便宜的流感疫苗作為參考價格，而且大宗採購還是有折扣。」

不過，訂價團隊有一位成員反應：「但那是一頓簡單飯菜的價格，不是最優秀疫苗的價格啊。」

一頓簡單飯菜的價格。說得好，就是這樣。後來記者問我訂價問題時，我常常用這樣的比喻回答他們。

我對那位成員說：「我很欣賞這個說法，你會在行銷工作上大放光芒。」

於是，我們又去找美國與歐洲的談判代表，自行砍價。他們都喜出望外。不管怎麼說，疫苗應該平等分配，使地球上每一個人、不管在哪個地方都能接種。

平等不是指我們一視同仁；平等意謂提供更多給需要的人。因此，不能採用單一定價；我們決定實施三階段訂價策略。為了分析定價，我們參考世界銀行（World Bank）的經濟體分類。世界銀行使用圖表集法（Atlas method）以減少匯率波動，從當地貨幣轉換為美元計價的平均國民所得毛額（Gross National Income，簡稱 GNI），將所有國家分為四類：高收入國家、中上收入國家、中下收入國家，以及低收入國家。* 我們同意以「一頓簡單飯菜的價格」賣疫苗給較富裕的國家，也就是高收入國家。給中上收入國家的價格則再打五折，給中低收入和低收入國的價格則是成本價。唯一的條件是，這些國家必須免費為國民接種疫苗。

我說：「在全球大流行期間，只有鄰居得到保護，我們才能不受病毒威脅。最重要的一點是，我們不能讓價格成為任何一個人接種疫苗的阻礙。這麼做不只是正確的，也因為這場全球大流行將使所有國家受到威脅，無一例外。」

我們的理由很明白，做法也很公平，團隊成員都心服口服。第二天，他們就準備好訂價指導原則，發送給我們在世界各國的分公司，並指示他們與當地政府聯繫，根據這些條件詢問進一步的疫苗預購意願。

我們生物製藥集團總裁黃瑋明帶領遍布世界各地的優秀團隊進行這項任務。她已經在輝瑞服務多年，是很有動力

---

* 譯注：根據 2020 年 7 月的數據，高收入國家的人均國民總收入為 12,565 美元，中上收入國家為 4,046 ～ 12,565 美元，中下收入國家為 1,036 ～ 4,045 美元，低收入國家則為 1,036 美元以下。

的領導者，而且她是亞裔出身、成長於種族隔離時代的南非，這段童年經驗對她的世界觀有深遠的影響，不管做什麼都特別注重平等。

黃瑋明與她的團隊開始和想要為國民訂購疫苗的國家簽約，並且依照三階段訂價策略協商價格。此外，他們也幫助各國的第一線人員做好準備，在相關訓練上下足很大的功夫。光是在美國，他們就和各州政府機關以及曲速行動合作，訓練了 4 萬人以利疫苗的準備與施打。因為一旦疫苗到貨，他們就必須知道如何儲存與稀釋，並且在施打後監測接種者的副作用。

大多數高收入國家都是第一批下訂單，以確保 2021 年一整年的疫苗供應無虞。歐洲、美國、日本與英國等多個國家都訂購了我們的疫苗。遺憾的是，很多國家因為對 mRNA 技術沒有信心，或是由於其他藥廠承諾會在當地生產，決定完全使用其他疫苗，特別是中等收入與低收入國家。我們在當地的團隊盡了全力，可惜沒能改變這些國家領導人的想法。我看著 Excel 表格，發現分配給高收入國家的疫苗數量高得不成比例，實在令人憂心。我親自和沒有向我們訂購疫苗的中、低收入國家接洽。我寄信給這些國家的領導人，同

時我們在當地的團隊則繼續努力，但是大都沒有成功。到了
2020年10月，即使在這場新冠疫苗競賽中，輝瑞顯然已經
拔得頭籌，又有幾個國家向我們預購疫苗，但是訂購的中、
低收入國家仍然不夠多，疫苗分配比例依然失衡。

不過，當疫苗獲得證實有效之後，情況就有了變化。
首先，已經訂購一億劑疫苗的美國政府與我們接洽，表明要
再買一億劑。幾個月前，當我們能夠供應的疫苗產量即將售
罄時，早已經告知曲速行動，最好再多訂購一億劑。然而，
他們拒絕了。我親自打電話給曲速行動的領導團隊，告訴他
們歐洲已經訂購兩億劑，為了謹慎起見，他們也應該這麼
做。還記得我當時說，如果美國政府無法從一間美國公司獲
得疫苗，豈不是挺尷尬？我還強調，輝瑞將尊重承諾，嚴格
依照已經確認訂單的順序來分配疫苗。換句話說，如果他們
日後改變主意，想要多訂疫苗，我們也不會從已經下訂單的
國家那裡調動產量過來，結果還是遭到曲速行動拒絕。

然而，現在他們要求再多訂購一億劑，而且還要我們
立即交貨。問題是，我們前六個月的預計供應量都分配好
了，很難在六月前額外生產出美國政府要的一億劑疫苗，但
是2021年下半年交貨就沒問題。然而，出於其他原因，談

判陷入僵局。這時，川普總統的女婿兼白宮顧問傑瑞德・庫許納（Jared Kushner）打電話給我，想要解決這個問題。

我們原本以為再提供美國一億劑疫苗是很單純的一件事。根據我們已經達成的協議，美國政府可以額外添購疫苗，但是官僚主義作祟，從中阻礙疫苗採購流程。此一時彼一時，現在由於疫苗已經獲得核准，他們沒辦法或者是不想依照當初疫苗等待核准時的協議下訂。我則是不願重啟談判，總覺得這像是潘朵拉的盒子，畢竟先前我們花費好幾週談判才達成協議。這時，抨擊川普政府沒有購買足夠疫苗的聲浪愈來愈大。庫許納打電話來了解問題。我向他解釋情況，並且要求在合約中新增條款以重啟談判。

庫許納指出，這些事情實在荒謬，並承認這是官僚主義的問題，他會再打電話給關鍵人物。

多虧庫許納的介入，事情終於解決了。幾天後，經過幾次的電話溝通，我們的律師擬出一個雙方都同意的解決方案。但是，交貨時程表的問題再次浮現。庫許納態度強硬，要求增購的一億劑疫苗必須在2021年第二季全部交貨。如果答應他的要求，我們就得把原來要給加拿大、日本與拉丁美洲國家的疫苗先調給美國，但是這些國家都比美國更早下訂單，也在等待第二季可以取得疫苗。因此，我拒絕他的要求，兩人吵得臉紅脖子粗。我還提醒他，我早就和曲速行動的負責人施勞威說得一清二楚，我們不會把其他國家的疫苗調給美國，先前簽訂第一份協議時甚至低聲下氣的請求曲速行動增購疫苗，但他們一再拒絕。

然而，庫許納不肯讓步。在他看來，美國無論如何都得優先拿到疫苗；不過對我而言，平等才最重要。他還堅持，一旦我們的疫苗可以從卡拉馬祖工廠出貨，必須先給美國額外的一億劑，再給其他國家。他提醒我，他代表政府，他們會設法貫徹自己的意志。

「悉聽尊便，傑瑞德，」我說：「我寧願日本首相是向你抱怨東京奧運取消，而不是向我客訴。」

幸好，我們的生產團隊繼續創造奇蹟。他們提交新的生產時程表給我，看來我們得以在4月至7月間增加產量，滿足美國添購疫苗的要求，卻不必削減給其他國家的疫苗。有了這個兩全其美的辦法，我們總算簽訂合約。兩天後，庫許納從海湖莊園（Mar-a-Lago）打電話給我，感謝我的合作，這次風波終於圓滿落幕。

　　一個月後，換成歐盟那邊出狀況。歐盟成員國給歐盟執委會（The European Commission）很大的壓力，要求他們對歐洲本土生產的疫苗實施出口禁令。由於阿斯特捷利康公司（AstraZeneca）的 AZ 疫苗還無法出貨，重押這支疫苗的歐洲領導人身陷政治風暴。

　　於是，歐盟開始實施出口管制，如果我們要把疫苗運出歐盟以外的地區，則必須提交很多文件。雖然這不是出口禁令，但對我們的比利時生產基地也是一大行政負擔。不斷有人向我抱怨說：「老闆，想想辦法吧。員工一方面要加緊生產，把疫苗送到世界各國，另一方面又要處理這麼多文書工作，他們都已經累得人仰馬翻，而且我們根本無法在短期內培訓新人。」

　　我打電話給歐盟執委會主席烏蘇拉‧范德賴恩（Ursula von der Leyen），請她放寬疫苗的出口管制。我說，只要我們能夠如期交貨，就應該解除管制。她堅持維持管制，並且指出，我們在歐洲生產的疫苗有半數都可以出口到歐洲以外的地區，但是，美國生產的疫苗卻完全無法出口到美國以外的地方。我承認她說的沒錯。我們和美國政府的疫苗購買協議也必須遵守《國防生產法》，如果我們把在美國生產的疫苗出口到美國以外的地區，不只可能面臨民事訴訟，恐怕還有刑事責任。因此，雖然美國政府沒有明令禁止新冠疫苗出口，在《國防生產法》的嚴格規範下，出口疫苗恐怕會有嚴重後果。我詢問范德賴恩是否知道相關的細節，並且請求她，如果我們的疫苗要從歐盟地區運送出去，可否減少一點申請文件。她答應會仔細研究這件事。我相信她會，因為她是個信守承諾的人。

在新冠肺炎的危機時期，我和范德賴恩主席因為時常討論疫情而變得熟稔。2021年1月5日，我們第一次通電話，討論疫苗分配。她是個了不起的女性，生於布魯塞爾，成長於投身公職的家庭中，曾在德國總理梅克爾的內閣服務，擔任國防部長等職務。在接下來的幾個月，我們透過簡訊和電話討論疫苗、病毒變異株以及生產製造等問題，因而建立密切的關係。這些問題她都了解，也不放棄任何一個加速疫苗供應的機會。她有一種非凡的能力，總是可以達成自己設立的目標。

在新冠疫情爆發初期，世界衛生組織與合作夥伴建立COVID-19工具加速器（Access to COVID-19 Tools Accelerator，簡稱 ACT-Accelerator）。這不是合夥計畫，而是一個跨部門的合作平台，主要活動包含四大支柱。其中一個支柱是透過新冠疫苗全球取得機制（COVID-19 Vaccines Global Access，簡稱COVAX）採購並且平等的分配疫苗，致力於加速疫苗的發展、生產以及公平取得。

COVAX是由好幾個國際組織帶頭發起，包括世界衛生組織、流行病預防創新聯邦（Coalition for Epidemic Preparedness Innovations，簡稱CEPI）、全球疫苗免疫聯盟（Global Alliance for Vaccines and Immunisation，簡稱GAVI）以及運輸夥伴聯合國兒童基金會（United Nations Children's Fund，簡稱UNICEF），目標是讓全世界的國家，無論人民收入高低，都有機會平等取得新冠疫苗。全球疫苗免疫聯盟的COVAX先進市場承諾（Advance Market Commitment）則是一項財政措施，設計用來支援全球92個中低收入與低收入經濟體，這也是一項有利的工具，可以確保開發中國家和世界上其他國家一樣，都能夠取得疫苗。

公部門與創新型藥廠之間的關係向來複雜，世界衛生組織和製藥產業的關係尤其具有爭議性，因此雙方的合作關係必須遵守嚴格的規範。在2017年，譚德塞博士（Dr. Tedros Adhanom Ghebreyesus）當選世界衛生組織祕書長，任期五年，他不只是世界衛生組織成立以來第一位來自非洲的祕書長，也為公私部門的夥伴關係帶來新的願景。譚德塞博士生於厄利垂亞（Eritrea），曾任衣索比亞衛生部長，領導國家衛生體系進行全面改革，以落實全民醫療服務為基礎，即使是偏遠地區的人民也能獲得醫療資源。

身為世界衛生組織的領導者，譚德塞宣稱：「我們的願景不是一部分人的健康，也不是多數人的健康，而是所有人的健康：不管富人或窮人、身體健全或是殘疾者、老年人或年輕人、城市或鄉下居民、公民或難民，我們追求的是世界上每一個角落、每一個人的健康。」

我聽到這番宣言的時候，正準備升任執行長。記得當時我心想：**這正是我對輝瑞的願景；沒有比這段話更適合的說法了**。

儘管我的團隊警告我，我們過去和世界衛生組織的合作可說是吃足了苦頭，但是我著眼的是譚德塞博士的使命和我們的價值觀非常吻合。2020年8月，在疫情期間，隨著我前往歐洲出差的日期接近，我要求團隊安排和譚德塞會面。結果他們告訴我，譚德塞不可能和任何一間生物製藥公司的執行長會面，他偏好和產業協會接觸。這讓我很失望。我們明明可以攜手合作，為這個世界做點事，怎麼能讓偏見或成見阻撓，浪費這麼一個寶貴的機會？然而，12月13日週日早上，我突然收到一則WhatsApp訊息：「親愛的艾伯特，希望您一切安好。我是世界衛生組織的譚德塞。不知道您能不能撥冗幾分鐘和我討論新冠肺炎的問題？不勝感激。請告訴我您何時有空，我會安排。祝好。譚德塞敬上。」

先前被團隊潑冷水的我，看到這則訊息後，真是喜出望外。我立即回覆，約定隔天通話。我告訴他的第一件事是，我很高興他能主動和我聯絡。疫情當前，世界衛生組織非常重要，而令人遺憾的是，川普總統決定讓美國退出世界衛生組織。我還說，我期待和他合作，共同找出解決方案，讓所有人都能夠取得疫苗並且獲得治療。

我們談得很融洽。我覺得譚德塞很有心，承諾保護最脆弱的國家。這樣的想法讓我深感共鳴，於是我忍不住告訴他，四個月前我去日內瓦時原本就想和他討論這件事，卻因為據說他不和藥廠執行長見面而無緣見面。他回答：「什麼？每一個想要見我的人都可以來我辦公室。」我相信他，而且我想也許當時我們是被自己的成見阻礙，才沒有在8月見上一面。

我們的第一次會談為溫暖的友誼打下基礎，於是雙方開始合作。不只我和他用WhatsApp保持聯繫，我們的部屬也是。他的團隊支持我們和COVAX達成協議，因此當輝瑞成為全球第一間推出新冠疫苗的公司，我們同樣希望地球上每一個人都能夠打到疫苗，因此開啟一連串的合作計畫，這樣的夥伴關係最終也得以開花結果。但是，這一切並不容易。

我告訴COVAX領導階層，輝瑞將以成本價供應疫苗給低收入國家，他們卻繼續關注中、高收入國家的疫苗價格。據我所知，他們分配疫苗的方法沒有優先考慮資源較稀少的國家。他們似乎想要建立一個全球疫苗中心，把世界衛生組織放在中心的位置。然而，這種設計有缺陷，因為富裕國家可以直接找上疫苗製造商、和他們談判。對這些國家而言，疫苗關係到國家安全。但是，窮困的國家需要COVAX，而COVAX的理想卻和現實狀況有很大的落差。我認為由於COVAX把焦點放在所有國家上，反而失去重點，因為「平等」並不代表要為所有人做同樣的事，而是要為匱乏的人多做一點。真正需要他們協助的是收入最低的國家。

2021年1月，輝瑞與BNT公司和COVAX簽署一份疫苗預購協議，COVAX預計在2021年購買4,000萬劑BNT疫苗。說實在的，我很驚訝COVAX竟然只買4,000萬劑，很明顯這麼少的數量根本無法實現他們的目標。所以我問：「你們確定嗎？這樣你們要如何達到預設的目標數量？」我後來得知COVAX決定以AZ疫苗作為主力。他們利用蓋茲基金會的資金，將疫苗生產的技術移轉給一間大型疫苗製造商印度血清研究所（Serum Institute of India）。不過，這項計畫進行得並不順利。由於AZ疫苗對南非變種病毒的保護力很低，因此南非政府暫停接種AZ疫苗，而且阿斯特捷利康公司無法如期生產出先前承諾的數量。更糟的是，2021年5月，印度本土疫情大爆發，許多國家紛紛針對印度封鎖邊境。

2021年春天，世界上大多數地區都有疫情好轉的跡象，南亞卻因為印度疫情的影響，進入《經濟學人》（*The Economist*）說的「喜馬拉雅之巔」。4月30日，印度單日確診人數已經超過40萬人，幾乎每四人就有一人染疫，死亡人數不斷攀升。當公共衛生危機在世界人口最稠密的地區爆發，也就等於全球陷入危機。儘管我們早已在2020年8月向印度監管機關申請核准疫苗，所有程序也和我們向其他國家申請時一樣，印度政府卻沒有核准我們的疫苗。因為印度非常保護國內的學名藥產業，其他國家製造的疫苗要在印度核准使用可說難上加難。

於是，我們開始和印度政府討論，試探能否幫忙提供其他藥品讓他們在公立醫院使用。在輝瑞公布第一季財報前夕，印度的死亡人數仍然不斷增加，我寄出一份備忘錄給印度分公司的員工，承諾將捐贈輝瑞生產的藥品給印度；這些藥品都是經過印度政府認可，能夠用於治療新冠肺炎的藥品。我們保證捐贈足夠的藥品，讓印度國內所有公立醫院的每一位新冠肺炎病人在接下來90天內，都能免費獲得需要的輝瑞藥品。我最後說，輝瑞將和目前在印度以及世界各地受到感染的病人站在一起，繼續盡力提供援助。

5月3日，我寫了一封信給印度分公司的員工：「我們正在努力滿足公共衛生需求，也會設法成為印度政府的合作夥伴，為我們的疫苗開闢道路。同時，請別忘了，我們非常關心你和你的親人，也會為你們禱告。」

在印度疫情急遽惡化之下，印度政府決定禁止血清研究所生產的AZ疫苗出口。不幸的是，AZ疫苗是COVAX的主力，這項計畫因而開始分崩離析，因此COVAX回過頭來請求我們供應大量疫苗。我們同意了，但是有一個條件：我們的疫苗必須全數供應給先進市場承諾中約定的92個低收入國家與經濟體。然而，雙方再次為此陷入膠著，因為COVAX堅持服務所有加入先進市場承諾的國家，而不是只供應疫苗給窮困國家。他們會根據自己的公式，將我們提供的疫苗分配給所有國家，不論貧窮與富有。儘管我們不接受他們的做法，但雙方都還是希望把疫苗送到最需要的地方，因此再度重啟討論。

這時，美國貿易代表戴琪（Katherine Tai）突然宣布，美國政府支持世界貿易組織（World Trade Organization，簡稱WTO）提出《與貿易有關之智慧財產權協定》（Trade-Related Aspects of Intellectual Property Rights，簡稱TRIP）的豁免提案。《與貿易有關之智慧財產權協定》是在1994年4月簽訂、並於1995年1月1日生效，也是首次將智慧財產權法引進多邊貿易體系的國際協定。印度與南非曾經向世界貿易組織提案要求豁免，但是到目前為止這項提案都沒有太大進展。巧的是，這兩個國家剛好是世界上最大的學名藥生產國，因此很多人認為這項要求是為了一己私利。

戴琪在宣布支持豁免協定的前一週，要求和我通話討論新冠疫苗的全球供應問題。我利用這個機會向她解釋，在過去幾個月，為了製造疫苗，我們已經投資超過20億美元，其中有10億美元以上是用於疫苗的生產基礎設施。因此，預計到2021年底能夠生產30億劑新冠疫苗，當中至少有10億劑將供應給中、低收入國家。我還特別提到，我們採取階段訂價策略，因此中低收入與低收入國家可以用成本價購入疫苗。我也向她解釋，智慧財產權不會阻礙我們生產更多疫苗，無法更快製造出更多疫苗的原因也不在於缺乏生產設備，而是沒有足夠的原料。豁免智慧財產權的保護只會擾亂供應鏈，反而對所有人帶來危險。我提醒她，如果要增加供應給貧窮國家的疫苗數量有一個好辦法，就是美國政府允許我們在《國防生產法》的規定下，能夠出口疫苗到拉丁美洲與非洲。現在正是因為《國防生產法》，我們只能透過歐洲的生產基地出口疫苗到那些地區。我重複這項要求許多次，但是她沒有回應。儘管她從頭到尾都很客氣，但結束通話後，我心裡很不是滋味。

在全球大流行期間，我曾經和許多位政府官員進行討論，當然並不是每一次都相談甚歡，但這是我第一次感覺到（電腦螢幕）線路另一頭的這位代表對於我提供的資訊似乎不是很感興趣。彷彿她已經打定主意，和我通話只不過是為了完成一樁待辦事項，表示她已經跟我們談過了。儘管如此，我實在想不到，她竟然會在一週後宣布美國支持印度與南非的提案。

2021年5月5日上午，我讀過戴琪代表發布的聲明，說明美國將支持豁免《與貿易有關之智慧財產權協定》，而這樣做將減損智慧財產權的保護。說實在的，我氣得七竅生煙。美國政府一方面阻止我們出口疫苗給其他國家，貿易代表還公然支持將會直接損害一間美國公司智慧財產權的提案，我實在氣憤填膺。美國貿易代表難道不是應該支持美國產業的利益，怎麼我總覺得政府在我們背後捅了一刀。我氣到發簡訊給我們在白宮的聯絡人，說我感覺被出賣了。兩天後，也就是在5月7日，我發了一封公開信給輝瑞全體員工，向他們解釋全球供應的情況。我毫無粉飾，把事情始末原原本本的說出來。

親愛的同仁：

最近，美國貿易代表宣布將探討豁免部分新冠疫苗智慧財產權的提案，這項聲明在國際上引發一些困惑。就公正、平等的分配新冠疫苗而言，輝瑞是否做得還不夠？這項豁免提案能夠帶來解決方案，還是會製造更多問題？我寫這封信，就是為了討論這些問題。

打從第一天開始，疫苗分配的公正與平等原則就是指引我們的北極星。為了確保每一個國家都能取得我們的新冠疫苗，就必須符合兩項條件：1. 疫苗的定價必須是任何人都能夠負擔的價格；2. 有可靠的生產線可以製造足夠的疫苗供應給每一個人。

我們已經滿足第一項條件。早在2020年6月，我們就決定採取階段訂價策略。比較富裕的國家購買一劑疫苗的價格大約是一份外帶餐點的花費，而且將免費提供民眾接種。我們給中等收入國家的價格將會打對折，而低收入國家則能夠以成本價取得疫苗。許多最貧困的社區還可以獲得捐贈疫苗。平等不代表提供每一個人一樣的東西，而是要提供更多給更需要的人。

要滿足第二項條件則困難得多，但是我們正以驚人的速度接近目標。由於我們的科學家、工程師與技術人員的巧思與努力，再加上公司數十億美元的投資，我們已經宣布將在2021年底供應超過25億劑疫苗。

其實，我們內部設定的目標是30億劑，因此我們有把握實現承諾。如果今年能夠達成30億劑疫苗的目標，按照推算，明年將可生產40億劑。我們的疫苗不是只供應給富國或窮國，也不是只給北半球或南半球，而是要給全世界的人。我們已經達成協議，將供貨給116個國家，而且我們正在和更多國家進一步協商，總體而言在2021年將供應大約27億劑疫苗。一旦談成所有的協議，我們預計40％、超過10億劑的疫苗，將在2021年供應給中、低收入國家。

　　然而，這引出另一個問題。截至今天，我們已經運出大約4億5,000萬劑疫苗，而這些疫苗大半都是運送到高收入國家。為什麼會這樣？我們訂立階段訂價策略之後，曾經和所有國家聯絡，希望他們早一點下訂單，我們才能配貨給他們。事實上，大多數疫苗都被高收入國家訂走了。我對這樣的狀況相當擔心，因此透過信件、電話，甚至傳簡訊和中、低收入國家領導人接洽，說明疫苗數量有限，希望他們能夠先預訂。

　　不過，他們大都決定採購其他藥廠生產的疫苗，有些是因為mRNA技術尚未獲得驗證而卻步，或是因為其他藥廠承諾在當地生產疫苗；其中有一些國家甚至沒有核准我們的疫苗。不幸的是，後來其他疫苗製造廠由於各種技術性原因無法如期交貨，原本沒有向我們訂購疫苗的國家這才回頭來找我們。幸好我們的產能大幅提升，才得以和他們簽約。我們希望2021年下半年，高收入國家與中低收入國家的疫苗供應量能夠趨於平衡，並且在2022年供應足夠的疫苗給每一個國家。

　　上週，我有機會向美國貿易代表陳述這些事實，並且解釋為什麼豁免智慧財產權的提案只會破壞疫苗進展。這讓我想到第二個問題：這項豁免提案可以改善供應狀況，還是反倒造成更多問題？我的答案絕對是後者。

　　我們在研發疫苗時，世界上還沒有任何一種mRNA疫苗或藥物。因此，我們必須從零開始打造生產基礎設備。我們憑藉172年的優質製造傳統、投入大量資金，而且更重要的是，我們有一支精銳的部隊是由技術純熟的科學家、工程師與生產人員組成，才能夠以破紀錄的速度發展出最有效率的疫苗生產機器。這樣的疫苗不只可以拯救人命，更是前所未見。

　　目前，設備不是阻礙我們生產疫苗的瓶頸，真正的限制來自於用來生產疫苗的高度專業化原料太過稀少。我們需要280種不同的材料與成分，這些原料來自全球19個國家，而且生產這些原料的廠商很多都需要我們在技術與財務上的大力協助，才能夠擴大產量。現在，只要他們製造出每一公克的原料，就會立即運送到我們的生產基地，迅速製造成可靠的疫苗運送到全世界；以目前的紀錄而言，是運送到全球91個國家。一旦豁免新冠疫苗的智慧財產權，就會威脅到原料的流動，引發爭奪戰。如果我們搶不到這些必需的關鍵原料，就無法製造出安全、有效的疫苗。除此之外，其他藥廠即使沒有製造疫苗的經驗或是經驗很少，也很有可能會來爭奪這些稀缺的原料，但是我們需要這些原料才能擴大產量，最終，這項豁免提案將危及所有人的安全。

最後，我還想要聲明，我相當擔心豁免專利保護將會讓人們不願意承擔巨大的風險。先前我們還不知道能不能成功研發出疫苗，就已經投入20億美元，因為我們知道疫情正在危機關頭。近期，我還授權一筆6億美元的資金，用於研究新冠病毒，因此我們在2021年投入的研發費用已經超過100億美元。不過，近日這番造成許多影響的言論不會讓我們停止對科學的投資。然而，我不知道成千上萬的小型生技創新公司會不會就此卻

步，畢竟他們必須仰賴投資人的資金，而投資人
只有在智慧財產權受到保護的情況下才會願意提
供資金。

　　為全世界的人接種疫苗、終結這場全球大流
行是一項艱鉅但依然能夠達成的任務。我們將會
全心致力於生產高品質、安全又有效力的疫苗，
盡快提供給全世界的人，並且結束這場致命的疫
病。我要再次宣告，我們不會讓政治阻礙我們前
行，而是會繼續做我們最擅長的事：持續創新以
改變病患生命。

　　在美國政府聲明支持豁免提案後不久，我了解到我不
是唯一大感震驚的人。許多國家的總統或總理都打電話給
我，他們同樣對這項提案感到驚訝。他們還私下告訴我，這
項提案根本沒有道理。很多人甚至表示，在他們看來，如果
沒有智慧財產權的保護，現在恐怕還沒有一支新冠疫苗問
世。有些人問我是否知道促成這項提案背後的動機。我的回
答是，依我之見，他們不認為這項豁免提案會有任何進展，
只是想要給民主黨內的進步派一個軟釘子罷了，因為這一派

人馬向來看製藥產業不順眼。我還記得一位歐盟國家領導人這樣反應：「但是這樣太不負責任了吧。」

歐盟執委會主席烏蘇拉・范德賴恩也打電話給我。我告訴她，2021年我們已經為中、低收入國家特別保留了十億劑以上的疫苗。

她有點驚訝，沒想到我們打算在這一年供應這麼多疫苗給中、低收入國家，還問我是否很多人都知道這個消息。為了讓全世界知道我們的努力，她請我在羅馬舉行的一場全球健康會議上發表演說。當然，她也對我說，如果輝瑞能在2022年也承諾供應這麼多疫苗就太好了。

我欣然接受她的邀請。5月下旬，我透過視訊參加在羅馬召開的全球健康峰會（Global Health Summit），並且向與會者分享，輝瑞預計在2021年將供應十億劑以上的疫苗給中、低收入國家，也承諾在2022年再運送十億劑疫苗給這些國家。

我告訴他們：「我們希望這能讓我們更進一步拯救全世界更多人的性命。終結這場全球大流行、為全世界的人接種疫苗是一項艱鉅但依然能夠達成的任務。」

　　在接下來的幾週，我冷靜下來，思索這一切。儘管美國貿易代表的決定讓我失望，但是我得走出陰影，改善我們和政府的關係。更重要的是，我相信我們可以攜手合作，完成許多有意義的事。我不能讓憤怒或情緒牽著鼻子走。我覺得要和白宮建立聯繫的最佳方式，就是表現出我們真正的性格，提出終結疫情的解方，來應付新冠肺炎持續帶來的公衛挑戰。由於美國政府不允許本土生產的疫苗出口，也沒有和缺少疫苗的國家分享資源的計畫，近期正因此面臨公眾的壓力。我知道，我們幫得上忙。

　　為了讓事情如願有所進展，我安排和白宮防疫協調官傑夫・齊安茲（Jeff Zients）通話。先前針對美國政府如何因應新冠危機，我們已經談過很多次。自從齊安茲在1月加入拜登執政團隊以來，他一直將白宮防疫小組領導得非常好。我相當尊敬他，我想不管他在政府部門或企業服務，都會同樣如魚得水。我對他有信心，相信我們可以攜手合作。然而，自從政府宣告支持豁免疫苗智慧財產權以來，我一直沒有打電話給他。顯然，他已經聽說我很生氣，因此也沒有打電話給我。

　　一開始，我們小心翼翼的試探對方的反應。接著，出乎我意料的是，傑夫轉換話題說我們應該繼續前進，最好的辦法就是合作做大事。我抓住機會，提出一個構想，向他表示：「如果我們用成本價提供幾億劑疫苗給政府，讓美國政府可以很快的把這些疫苗捐給最需要的國家，你認為這個合作方案如何？」

傑夫覺得這個想法很棒，於是我們開始腦力激盪，研究細節。我們討論可以捐贈哪些國家，也同意參與全球疫苗免疫聯盟的92個低收入國家以及非洲聯盟都是很好的捐贈對象。接著，我們討論到美國政府要運送疫苗到這麼多國家，恐怕不太簡單。我則向他保證，輝瑞會負責處理這件事，並且確保疫苗可以運送到那些基礎設施有限的國家。我們的想法漸漸成形，看來是一項壯舉，可說是拜登的疫苗馬歇爾計畫。*

傑夫毫不猶豫，甚至很積極，急著把這項提案交給拜登總統。於是，我們開始工作，先討論法律與物流的問題。美國政府希望主要透過COVAX平台來分配疫苗，但我們堅

---

* 編注：馬歇爾計畫（The Marshall Plan）的官方名稱是歐洲復興計畫（European Recovery Program），指的是第二次世界大戰後美國援助歐洲並協助重建的計畫。

持，如果是美國政府捐贈給COVAX的疫苗，就應該完全分
配給先進市場承諾中約定的92個中、低收入國家以及非洲
聯盟，因為他們是最需要疫苗的國家。於是美國和COVAX
談判，如果COVAX答應這個條件，美國就決定捐贈五億劑
疫苗，之後也可能再購買更多疫苗來捐贈。這是邁向疫苗平
等非常重要的一步，我很自豪能成為先行者。然而，相關的
可能風險與責任歸屬等法規，是非常棘手的問題，必須優先
解決。

　　在美國，根據《公共緊急事態準備法》（the Public
Readiness and Emergency Preparedness Act，簡稱PREP），在
公共健康緊急事態期間，生物製藥公司等相關公司為了生產
用以對抗全球大流行的藥物與設備，可以獲得特定的責任豁
免權保護。*然而，大多數國家都沒有這種保護措施。而且
在少數狀況下，特別是在中、低收入國家，國家政府或司法
體系甚至無法裁定賠償責任，尤其是在全球大流行肆虐之下
更不可能。因此，我們必須和各國政府商討一個對雙方都公

---

* 譯注：根據《公共緊急事態準備法》，政府必須提供生物製藥公司侵權責任
　豁免，保護醫藥產業不受大量訴訟追訴，以在緊急事態下採用各種對抗疾病
　的對策，同時給醫藥產品受害者適當的救濟與補償。

平的解決方案，確保在這個史無前例的艱難情況下，我們與相關公司能獲得適當的責任豁免權保護。不過，我必須聲明，我們一直相信我們的疫苗既安全又有效，但是由於將有數量龐大的民眾接種我們的疫苗，世界各國可能有些人會把和疫苗無關的健康問題歸咎於疫苗的不良反應，透過居住地的法院對我們提出訴訟，因而為我們帶來財務風險。

我擔心捐贈疫苗可能帶來的訴訟，儘管這或許是我多慮了，但我也要求團隊研究外國的法規，然而我知道，我們必須找到解決方案，而不是讓疫苗責任變成絆腳石，阻礙可以救人性命的疫苗送達世界上最貧窮的國家。

在權衡利弊之後，我還是決定繼續推進疫苗捐贈計畫，履行我們對疫苗平等的承諾。我們同意透過COVAX平台運送五億劑疫苗，也為我們公司取得法律上的保護，儘管我們得到的保護可能不及《公共緊急事態準備法》提供的保障，但最重要的是，我們得以把疫苗運送給那些需求孔急的國家。我知道透過這個方式將疫苗送到其他國家仍然有風險，但是對公司來說，這是合理的選擇，我也才能心安理得，一覺到天明。

　　敲定細節後，傑夫告訴我，拜登總統即將在6月第二週前往英格蘭康瓦爾郡（Cornwall）參加G7高峰會，他想在會議中宣布這項計畫。拜登總統這招的確高明。這場高峰會將是全球媒體注目的焦點，因此這是一個很好的機會，可以向全世界表明美國願意再次挺身而出，為了世界做正確的選擇，並且同時證明，在世界舞台上，美國是個慷慨的外交夥伴。

　　由於再過幾天就要舉行G7高峰會，我們急忙準備出國。為了因應歐洲的邊境管制和檢疫規定，我們必須向英國政府申請特別入境許可。我的團隊夜以繼日的工作，在白宮協助下，終於在起飛前幾個小時取得取可。

　　6月9日，在飛行途中，我在《紐約時報》看到一篇文章，標題是〈拜登歐洲行欲重振美歐聯盟〉。

　　文章中寫道：「此次高峰會在疫苗接種計畫成功以及經濟復甦鼓舞下登場。拜登將出席一連串會議，並在下週證明美國已經歸來，準備領導西方。在過去四年間，川普破壞美國與親密盟友的長期關係，威脅要退出北大西洋公約組織（North Atlantic Treaty Organization，簡稱NATO），擁護普丁與其他獨裁者，甚至讚賞他們的力量。因此，拜登的首要任務是收拾川普留下的爛攤子，修補美國與盟邦的關係。」

我凝視飛機窗外，想到明天這項重大消息將帶給全世界的驚喜，我的嘴角就不禁上揚。我們將在全球掀起波瀾。我還沒來得及享受這一刻，手機就開始跳出一則又一則相關的頭條新聞，首先是《紐約時報》，然後是《華盛頓郵報》、《華爾街日報》等。我們的疫苗計畫在記者會發布前不到24小時已經外洩。英國首相鮑里斯·強生（Boris Johnson）辦公室的代表與我們聯繫，希望了解更多細節。但是，我們有義務封鎖消息，因此客氣的建議他們詢問拜登總統辦公室。我和我的團隊擔心，現在消息已經曝光，拜登團隊也許不會在G7高峰會上宣布消息了。但是不管如何，我們還是先依照原訂計畫進行。我則是再讀一次講稿，為演講做好準備。

那天晚上，我們在康瓦爾郡紐奎機場降落，接著坐上車，不久後就來到海岸邊的一間海灘飯店。事務長莎莉·蘇思曼和隨身護衛提姆·康威（Tim Conway）也跟我一起來了。提姆不只負責保護我們，他的專注力很強、注重細節，精於解決各種複雜的後勤問題。提姆在美國特勤局服務長達

24年後進入輝瑞，因此可以利用他在白宮的人脈與全球安全網絡來幫助我們，取得必要的通行、豁免以及其他資格許可。他行事極為謹慎，但很好相處，所以我們哄他，要他講幾個他在特勤局服務期間護衛總統家庭的故事。很難得可以在一個偏遠之地，和我的團隊一起享受這樣的寧靜時光。我們開始彼此了解，時而歡笑，可以和同事再次一起旅行感覺真的很好。

　　第二天早晨是個霧鎖英倫的典型日子，我們一直在飯店房間裡工作，時間到了才坐車沿著狹窄、灌木叢生的鄉間小路，前往G7高峰會的開會地點，也就是在占地72英畝（約29.1公頃）的特里格納城堡（Tregenna Castle）。我們走了一段路，經過幾個安檢站後，我與莎莉和拜登總統見面談了一下，並且簡要的報告我們的物流計畫。會場相當壯麗，拜登總統的講台設置在碧綠的草地上，背景是一大片樹林。

　　接著，拜登總統大步走上講台，我緊跟在後頭。我看著他發表演說，聽他特別強調美國要捐贈的「是mRNA疫苗」，我的內心充滿自豪。我知道總統的意思是，我們要送的是好東西。

　　輪到我上台時，我讚揚拜登總統的領導力，指出：「在這個關鍵時刻，G7國家的領袖共聚一堂，全世界的目光都集中在這些強國領導人身上，看他們如何幫助最窮困的鄰居解決新冠肺炎危機。雖然許多已開發國家已經達成很大的進展，但世界現在要求G7國家的領袖承擔起責任，幫助所有國家的人民接種疫苗。」

　　我繼續說道：「總統先生，從我們的談話中，我知道我們已經達成共識，同意地球上每一個男女老少，不論經濟條件、種族、宗教或居住地，應該都能夠接種救人性命的疫苗。」正如這一刻所清楚顯現的是：「美國將再次為了這個世界挺身而出。」

　　我講完之後，和拜登總統一起從無數攝影機前走下講台時，第一夫人吉兒‧拜登（Jill Biden）突然給我一個擁抱，讓我驚喜萬分。我曾經透過Zoom視訊和她交談，但從來沒有見過她本人。她有溫暖的氣質，不但散發一種沉靜的力量，也有堅定專注的精神力。接著，拜登總統伉儷和我、莎莉、傑夫‧齊安茲與國務卿安東尼‧布林肯（Antony Blinken）在這風景如畫的田園風光中聊了一下。言談當中有人提到，不少移民加入美國對抗新冠肺炎之疫。想到我也是其中一員，不由得抬頭挺胸。

在我們道別之際，總統從口袋掏出一樣東西，在和我握手時遞給我。

他說：「這是戰場上的指揮官送給戰士的勳章，以表彰他們展現的非凡勇氣。這是你應得的。」

我收到的是一枚厚重的金屬硬幣，一面是總統紋章，另一面刻著拜登總統的全名「JOSEPH R. BIDEN, JR.」以及德拉瓦州的地圖。此時，淚水在我的眼眶裡打轉。我把這枚硬幣放在錢包保存起來，並且當成真正的信物來珍藏，它代表我們共同的希望：為需要的人們提供有效的疫苗，護衛他們的健康。

第 9 章

穿過政治地雷區

人天生就是政治動物。

——亞里斯多德

（Aristotle，西元前384～322年）

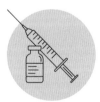

　　打從一開始，疫苗平等就是我們著重的一項原則。不管在過去或是現在，我們壓根沒有想過要做疫苗外交，利用疫苗作為談判籌碼。儘管如此，我的辦公室就像大使館，這支電話號碼似乎已經列入世界各國領導人的快速撥號名單。

　　疫苗外交的歷史起源於早期英國與法國戰爭的時候。當時英國一位醫生愛德華・詹納（Edward Jenner）發表了一篇研究，證明可以利用牛痘病毒幫助人類預防天花。到了19世紀，天花疫苗就從英國跨過海峽運送到法國了。拿破崙意識到疫苗在對外關係上的重要性，他歡迎詹納到法蘭西學會（National Institute of France）任職。後來，拿破崙下令在法國各地設立疫苗機構。在英國與法國的戰爭中，外交官向來會針對交換囚犯等條件進行談判，而這時拿破崙想把疫苗當作談判籌碼。不過詹納反對，他在寫給同事的一封信中表明：「科學無戰爭」。*

---

* 譯注：18世紀末英國南部有一位農夫班傑明・傑斯棣（Benjamin Jesty）發現一位擠奶女工對天花幾乎免疫，可能是因為她和其他擠奶女工一樣，先前都感染過牛痘。於是，他刻意讓家人也感染牛痘，他們因此在天花傳播開來後倖免於染病。詹納醫生聽聞傑斯棣的故事後開始做研究。到了1805年，拿破崙對英國發動猛烈攻擊，俘虜不少英國士兵。詹納有兩位友人被俘，因此懇求拿破崙釋放他們，並建議法國軍隊接種天花疫苗，以防止這種致命的疾病在歐洲蔓延。拿破崙隨後下令全軍接種疫苗。

　　在新冠肺炎全球大流行期間，幾乎每一位國家元首都曾經與我聯繫表達謝意，請我提供更多疫苗或是向我抱怨疫苗不夠。我的部屬出於好意，經常主動幫忙過濾電話，或是幫我回電給對方。我很感激他們的心意，但我知道我必須親自接聽各國領導人打來的每一通電話，無論對方是總統、國王、首相、酋長或是衛生部長。他們都代表他們的人民，我們必須把這些人民當成我們的病人來服務。每一位領導人都一樣，他們渴望得知疫苗的新消息，也想擠進隊伍等待限量疫苗到貨。

　　在疫情期間，我們家和大多數家庭一樣，我的兒子莫伊和我的太太米莉安負責煮晚餐。莫伊很高興能夠分擔家務。他喜歡為大家料理，牛排、義大利麵、咖哩雞等都是他的拿手菜。吃晚餐時，他針對一些來電者發表的評語生動豐富，常教我忍俊不禁。

　　「那個傢伙腦筋好像不大靈光，」他說：「昨天那個就很犀利。」

　　「她根本對你說的事沒興趣，只不過是為了完成一樁待辦事項，表示已經跟你談過了。」

「他們好像對抗原興趣缺缺，但肯定知道溫度和冷藏的很重要。」

「真不敢相信，一下子大家都跑來談判。」

政治談判總是教人如坐針氈，我很開心有莫伊陪在我身邊。在他小的時候，我們曾經一起坐著，聽我的叔叔英托事先預錄好的口述故事。他說的是我父親的故事，莫伊的名字正是取自於他。我希望和兒子一起了解我父親和叔叔的人生與故事。居家上班期間，我在接聽手機和進行視訊會議之間，常常會和莫伊討論，有時候我只是試探他的想法，傾聽他說出來的所有意見。莫伊很樂意幫我這個忙。

在全球大流行期間，我女兒瑟麗絲也有部分時間待在家中，但她很渴望早日回學校宿舍，和朋友在一起。她和我一樣愛說笑，對任何事情都有自己的看法。我們也有類似的目標和動力，想要幫助別人。這個孩子非常慷慨大方。

因為疫情，她和大多數被關在家裡的同學一樣，感覺家裡變得吵鬧，壓力也隨之而來。她對家中發生的事都很敏感，有時候要叫她下樓吃晚餐，還得連哄帶騙。莫伊會說：「我要把薯條吃光囉！」她這才願意移動腳步，跟我們一起吃飯。不過，一旦上了餐桌，不管我們談什麼，她也會發表意見。莫伊和瑟麗絲都知道我們正在做一件對社會意義重大的事。因為我常常必須暫時離開餐桌，跑去講電話。他們說，我經常想要展現自己的幽默感，只是我講的笑話超級冷。

到了2020年秋天，我們宣布疫苗效力的那一陣子，打電話給我的人不再只是各國官員或大使，而是升級為國家元首。此時，全球確診病例已經逼近5,000萬大關。我常透過電話或視訊會議與政治領袖洽談。有一位領導人堅持要親自和我見面，他是阿爾巴尼亞總理埃迪·拉馬（Edi Rama）；阿爾巴尼亞是我的祖國希臘的鄰國。他說，由於阿爾巴尼亞不是歐盟成員國，他擔心分配不到疫苗。他還提醒我，希臘和阿爾巴尼亞的人口流動相當頻繁。他致力幫助人民的決心讓我非常感動，還特別關心第一線人員。後來，我們戴著口罩，保持社交距離，設法在紐約見面。他回國後，寄給我一幅美麗的畫。那可是他親自畫的作品。

過了幾天，美國境內主權國家納瓦荷族自治區的總統喬納森·內茲（Jonathan Nez）打電話給我，說他們那裡正在爆發第二波疫情。他告訴我，部落的科學研究與倫理審查委員會（Institutional review board，簡稱IRB）讚許我們採取知情同意的做法＊，此外，他的諮詢委員會希望和輝瑞合作。
他說：「我們巴不得疫苗趕快到貨。」我告訴他，我們的疫
苗分配受到美國政府的控制。內茲總統也說，他擔心有些族
人會猶豫是否要接種疫苗。為此，他安排了一場視訊會議，
並且希望我能參與，只是他擔心我挪不出時間。我向他說：
「如果你認為我花一個小時的時間就能拯救一條生命，我當
然很樂意參與會議。」而且我真的出席了。

　　日本首相來美國訪問時，也打了電話給我。他急著為
人民爭取疫苗，而我們有能力供應這些疫苗。我們談定的時
候，我告訴他輝瑞願意提供更多幫助，於是我們為即將在日
本舉辦的奧運也盡了一份力。因為奧運參賽者與工作人員需
要密切相處。而且，如果奧運再次延期將是莫大的損失。

　　對我而言，奧運是現代民主的偉大展示。自古以來，
在奧運舉辦期間，各國都必須休戰或停止衝突。現代奧運的
創始人是法國男爵皮耶‧德古柏坦（Pierre de Coubertin），
他受到奧林匹克精神的啟發創立國際奧林匹克委員會

＊ 編注：知情同意（Informed Consent）指的是研究者在進行研究或實驗之前，
　事先讓受試者了解研究或實驗的主題、方法、過程、結果發表形式，以及受
　試者基本權利等資訊。

（International Olympic Committee，簡稱IOC），並且在1896年舉辦第一場現代奧運。現今，奧運能讓來自世界各國的人聚集在一起，展現團結的人性光輝。我也擔心取消奧運象徵的是病毒得勝，擊敗全球文明。

我和日本首相交談後，隨即打電話給國際奧林匹克委員會，表明願意提供協助。我告訴主席湯瑪斯・巴赫（Thomas Bach），我們希望幫助參賽者與工作人員接種疫苗。雖然需要的疫苗不多，配送則得花點工夫。2021年5月，我們宣布和國際奧林匹克委員會簽訂合作備忘錄，同意捐贈我們的新冠疫苗給參加奧運和帕運的運動員與工作人員；帕運將於當年晚夏舉辦。巴赫主席說：「有了這批捐贈的疫苗，我們的工具箱中又多了一種工具，可以讓2020東奧和帕運變得更安全，並且展現出我們和主辦國日本團結一心。」

這場奧運的意義非凡，象徵科學與人類的勝利。後來，巴赫主席不但邀請我參加開幕式，而且出乎意料的是，他還請我傳遞聖火。我感到非常榮幸。可惜，受到疫情影響，限制變多了，我最終沒能傳遞聖火，但我還是參加了開幕式，這次經驗可說是我生命中的亮點。巴赫主席相當慷慨，給我一支火炬當紀念品，讓我得以將這份榮耀帶回家。

　　偶爾我們會看到思想卓越的領導者，他們不只是著眼於當前的危機，甚至表現出對科學感興趣。我們的頂尖科學家如何和你們最優秀的科學家合作，好為下一次危機做準備？英國首相強生就是這樣的領導者。然而，我們有一次協商出了差錯，幾乎釀成國際糾紛。

　　我和強生首相在2021年1月14日倫敦時間傍晚通了電話。由於英國是全世界第一個核准我們疫苗的國家，此時他們國內已經有250萬人接種疫苗，還有4,000萬劑疫苗等待到貨，但他想再多訂一些。他說：「我們的老年族群命在旦夕。」英國的人手充足，醫療體系也沒問題。他們希望原訂2月到貨的300萬劑可以提早在1月到貨。如果輝瑞有更多疫苗，英國很希望能夠拿到手，讓民眾施打。在我看來，儘管疫情給英國帶來很大的壓力，但他們做得相當出色。而且，英國開始出現源於印度的變種病毒，造成許多憂慮，幾個月後這個病毒被命名為Delta變異株。輝瑞研發主管米凱爾・多爾斯騰向強生首相保證，我們正在密切注意這種變種病毒，相信我們的疫苗能夠對抗它。基於我們對產量的掌握，我承諾能給他更多疫苗。通話結束前，首相對著視訊會議的螢幕畫面拍了一張照片，還說他將在一次晚上集會

中要求與會者為輝瑞鼓掌；後來，強生首相將那張照片貼到
LinkedIn上。結束會議後，我和我的團隊都感到非常自豪。

　　然而，當天晚些時候，我才知道我們的團隊認為無法
優先供應那麼多疫苗給英國。一位團隊成員不小心計算錯
誤，重複計算到可供給的疫苗數量。除非我們挪用原來要
給其他國家的300萬劑疫苗，否則不可能先出貨給英國。當
然，這麼做既不公平，也不道德。我覺得很糟糕，不得不打
電話給強生首相。他告訴我，他能夠諒解，但這個消息是很
大的打擊，如果沒有這批疫苗，他們就無法達成目標。我回
答他，我們會在週末設法找到解決辦法。先前是因為我已經
答應他的請求，他才向人民許下承諾。我是個重諾守信的
人，絕對不能食言。

　　我們的團隊重新計算疫苗的數量後，發現多出一批疫
苗；這批疫苗原本要給美國，但是川普政府在執政最後幾週
的配發速度太慢，才會留下來。然而，在《國防生產法》的
規定下，我們無法把這批疫苗運送到國外。不過幸好，這批
疫苗是在我們的歐洲生產基地製造，再送回美國，對於不在
美國生產的疫苗，法規並沒有限制出口。而且，英國施打疫
苗的速度極快，疫苗才會變得供不應求。因此，我們制定一

項計畫來滿足英國的需求，經過仔細檢驗後，就把這批疫苗送到英國。

2021年1月18日週一，這天是馬丁・路德・金恩紀念日，我們預定早上和強生首相通話。我告訴首相，有好消息了。接著負起責任，為先前引發的風波致歉。首相讚賞我們行事透明，也謝謝我們全體員工的努力。他還說，他研究過mRNA疫苗，認為這是未來的重要技術。他希望英國能夠和輝瑞在各個層面上好好合作，共同保護人民，萬一碰到變種病毒，可以迅速化險為夷。他說：「我希望我們的合作團隊能夠實現這個目標。」

對於輝瑞團隊，我希望樹立一套對我而言意義重大的價值觀，包括承擔義務、負起責任、不逃避、設法解決問題、勇於認錯，並且記取教訓。

加拿大和英國一樣，民眾踴躍接種疫苗，希望疫苗能早一點到貨、提供的數量更多。加拿大總理賈斯汀・杜魯道（Justin Trudeau）擔心，他們的疫苗到貨時間會落在歐洲各國之後。我向他保證，加拿大疫苗到貨的時間已經安排妥當，但我也坦承歐洲協商攸關我們的共同利益，畢竟我們的生產基地在比利時普爾斯市鎮，是疫苗分配的重要關鍵，萬一與歐洲交惡，就要負擔歐盟禁止疫苗出口的風險，而我們不能冒這個險。我已經聽說川普政府想要留下美國製造的每一支疫苗，供美國人使用。我們一定會提供更多疫苗給加拿大，只是還要再多等幾週。

接下來的幾天，我和墨西哥總統以及拉丁美洲國家領導人通話，並取得有意義的成果。這些國家同樣面臨健康和經濟的雙重危機，但都認為必須先解決健康危機。我和巴西官員與總統雅伊爾・波索納洛（Jair Bolsonaro）的通話內容令人難過。巴西原本訂購疫苗的進度就比較慢，而且還重度依賴中國與俄羅斯的疫苗，結果在這樣的雙重失誤下，不只釀成政治風暴，更糟的是，巴西人民不斷喪命。

2021年1月20日，拜登就任美國總統後做的第一件事，就是在就職演說中暫停片刻，為不幸在全球大流行中喪生的人們禱告。他對全球觀眾說：「我們必須把政治放在一邊，凝聚國家團結力量，齊心抗疫。」

到了4月，接種疫苗的人數逐漸增加，我飛到比利時陪同歐盟執委會主席烏蘇拉・范德賴恩、比利時總理亞歷山大・德克羅（Alexander De Croo）等人參觀我們在普爾斯市鎮的生產基地。這是我第一次有幸親自見到厄茲勒姆・圖雷西博士。她是一位傑出的科學家，和丈夫吳沙忻共同創立BNT公司。而且，我很快就發現我們意氣相投。我的團隊都對她的口才和熱情印象深刻。

此次參訪，有人向我們介紹一支團隊，團隊的所有成員都站在一幅巨大的時程線圖前，上面列出我們共同完成的工作。這真是感人的一刻。我由衷的表示感謝。圖雷西說，BNT很感謝有輝瑞這樣的合作夥伴，而且雙方合作無間，才能把他們的研究轉化為真正的疫苗。我則表示，輝瑞與BNT的合作關係「不只是為了科學，也不只是能力的契合，而是雙方基於共同的價值觀，致力為病人服務」。

那天稍晚，我和圖雷西向范德賴恩主席與德克羅總理解釋，我們優先考慮安全數據與免疫原性後才決定候選疫苗。儘管變種病毒四起，在英國、南非、巴西等地出現，我們的疫苗已經證實仍有不錯的對抗效力。我的想法很簡單：要施展科學的力量，必須要有充滿活力的民營組織，以及各個層面的合作關係，包括與政府合作。

　　范德賴恩站在我們的普爾斯工廠內，特別指出這個地方象徵歐盟的平等與開放。她說，歐洲正在為歐洲人和全世界的人們生產疫苗。自12月以來，歐盟已經向全世界87個以上的國家出口超過1億5,500萬劑的疫苗。「我們是世界藥房，」她強調：「我們歐洲人對此感到自豪，也歡迎其他人能共襄盛舉。因為我們都知道，除非每一個人都安全無虞，否則沒有一個人能脫離危險。」

　　她感謝歐盟所有強大、可靠的供應商，如輝瑞與BNT。她說：「其實，至今在歐盟使用的疫苗大都是在比利時普爾斯市鎮的工廠裡生產，這裡是真正的疫苗重地。由於輝瑞與BNT付出極大努力，以最快的速度運送出疫苗。我有信心到了7月，我們會有足夠的疫苗給歐盟70％的成年人口接種。我們能實現目標，正是得力於我們在這裡看到的尖端科技。」范德賴恩還在她的演說中提到，由於輝瑞與BNT能穩定供貨，歐盟執委會將和他們簽署全球最大量的疫苗採購協議，總數多達18億。

　　不過，我們和以色列的協議則是完全不同的故事，值得單獨寫一章細述。

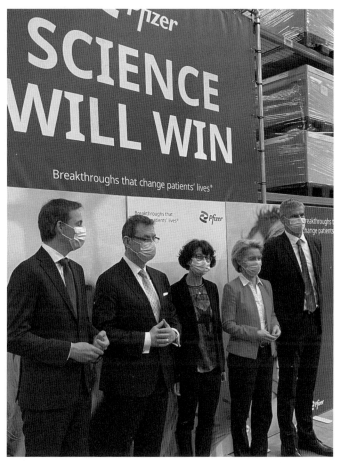

生產基地領導者路克・范史汀溫克（Luc Van Steenwinkel）、
輝瑞執行長艾伯特・博爾拉、BNT 共同創辦人厄茲勒姆・圖雷
西博士、歐盟執委會主席烏蘇拉・范德賴恩，以及比利時總理
亞歷山大・德克羅，於 2021 年 4 月 23 日在比利時普爾斯市鎮
的輝瑞疫苗製造廠參訪行程中合影。（照片來源：輝瑞大藥廠）

第 10 章

希望的燈塔

每一個人都有的東西是什麼？是希望。因為就連一無所有的人也擁有希望。

—— 米利都的泰勒斯

（Thales of Miletus，西元前 620 ～ 546 年）

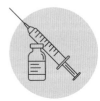

　　我們送出第一批疫苗到世界各地的時侯，人們無比振奮。然而，不久我們就得面對現實。我一直告訴大家，2020年10月疫苗就會問世，但是除了我之外，似乎沒有幾個人相信這會實現。顯然，運送疫苗的機器根本還沒準備好，各國衛生監管機關在管理與分配疫苗上的表現都不太好。

　　一開始，疫苗數量供過於求，然而施打率上升之後，就變得供不應求，形成瓶頸。我知道要讓夠多的人接種疫苗，才能看到明確、可衡量的結果，但這需要很長的時間。第一批疫苗帶來的希望很快就消失了，因為人們的日常生活仍然沒有什麼改變。我們需要一個實例向世界證明，疫苗帶來的希望真的存在。我們的想法是，選擇一個國家並且源源不斷的供給疫苗給他們，迅速增加施打率，就能達到群體免疫，並且展現出疫苗對人體健康與經濟指數的影響。理想的情況是，這個國家的人口總數不多，能夠提供高標準的醫療服務，也有完備的電子病歷紀錄。

　　當時，已經有幾位國家領導人打過電話給我，表示希望疫苗早一點到貨，其中一位就是以色列總理班傑明・納坦雅胡。通話一開始，我們只是閒聊。他告訴我，希臘總理基理亞科斯・米佐塔基斯（Kyriakos Mitsotakis）說我是希臘

裔猶太人，並且相當以我為傲。我們聊著聊著，我提到我們
的研發主管米凱爾・多爾斯騰是瑞典裔猶太人，他在就讀醫
學院期間，曾從著名的以色列科學機構魏茲曼科學研究所
（Weizmann Institute）獲得獎學金。

納坦雅胡難掩笑容，說道：「現在，我真的對我們的情
報人員很生氣。他們居然連這一件事都沒告訴我。」

我當時心想，這對我們接下來的談話不會有任何影
響，不過我還是開玩笑的告訴他別放在心上，畢竟我可不想
卡在他和以色列情報機構摩薩德（Mossad）之間，造成他
們的隔閡。接著，他開始談起以色列訂購的疫苗，希望我們
早點交貨。我對他和其他的國家元首一樣，都是先解釋供貨
狀況，請對方耐心等候，並且承諾盡我所能。

納坦雅胡已經相當了解新冠病毒和不同疫苗的技術細
節，他也是第一位提到群體免疫的領導人。我注意到他知識
淵博、性格直率，因此心想，也許可以透過以色列來證明廣
泛接種疫苗的好處。於是我打電話給我們的疫苗醫學長路易
斯・裴達（Luis Jodar）。路易斯是一位很有毅力的醫生，對
病人有很強烈的責任感。我問他以色列是否適合？他非常贊

成。因為以色列的人口規模剛好，邊境管制嚴格，又有優良的健康照護體系，已經為98％的公民建立電子病歷，而且近期疫情急邊升溫。以色列的健康照護體系將全國人民納入保護，由政府成立的四個醫療衛生機構負責提供全國性的醫療保險計畫，以及所有醫療服務。每一位以色列公民都有一組獨一無二的識別碼，相關資料數據可以藉此連結到國家的醫療紀錄資料庫。我要求路易斯將以色列列入候選國家名單，並且計算出這個國家達到群體免疫所需的疫苗數量。

　　兩天後，納坦雅胡總理打到我的手機來。我相當意外，因為沒想到他會這麼快又打電話來，也沒有事先約時間。他這次來電是要我注意疫苗運輸協議中的一些法律問題。由於我不清楚細節，我向他保證研究清楚後會再回覆給他。我們的總法律顧問道格·蘭克勒是一位值得信賴的諮詢者，他向我解釋過後，我就打電話給納坦雅胡，但他不在。幾個小時後，他回電了，以色列駐美大使羅恩·德默（Ron Dermer）和以色列國家安全顧問也在線上。我看了手錶，推算以色列的時間，結果嚇了一跳。「總理，現在是凌晨2點半！」

　　他答道：「別擔心，我不需要太多睡眠。艾伯特，請聽我說，如果我們把這件事交給律師，那就永遠無法完成。這樣好了，我現在就跟我們的首席律師談。你可以跟你們的法務長討論嗎？」

我有點不安，但是他當機立斷的決心與危機感影響了我。於是，我和道格討論，同時他則和幾位律師商量；我想他是從美國的法律事務所聘請律師擔任以色列的法務代表。在接下來的討論中，德默大使提出幾個很好的解決方案，令我印象深刻。到了以色列時間凌晨3點，大多數的問題都已經解決，只剩下幾項協議尚待商討，我們達成共識，將後續交由雙方法律團隊處理，他們會在我們這邊的上午時間討論。幾天後，我們簽定初步協議。我想，納坦雅胡應該不會再打電話來了。

在這段期間，路易斯・裘達計算過以色列要達到群體免疫所需的疫苗數量，我則是緊盯著符合觀察研究條件的國家名單。哪一個國家能做得又快又好？雖然以色列的條件名列前茅，但有一個問題是，如果我們選擇以色列，所有人都會認為這是因為我是猶太人。不過，我對以色列的疫苗接種計畫還有一些疑問，心想也許我們在當地的分公司可以為我解答。這時，電話突然響起。納坦雅胡又打電話來了，德默大使也在線上。這位總理再次跟我說他們需要更多疫苗，因為以色列的情況實在很糟。我解釋說，很遺憾，全世界的狀況都同樣糟糕，但是我也問起他們的疫苗接種計畫。納坦雅胡總理對細節的掌握再次教我印象深刻。他提到他們的醫院，也提到他打算動用軍方力量，或是發放「綠色通行證」（Green Pass）的想法，他也表示會想辦法克服疫苗猶豫的問題。顯然，他對各個面向都瞭如指掌。德默擔心納坦雅胡這麼說還不足以說服我，因此幫忙敲邊鼓，指出以色列面對危機的執行力：「我們的社會一直活在威脅之下，所以都知道該怎麼做。在和平時期，我們崇尚自由精神，但在危機時期，我們是最有紀律的國家。」納坦雅胡立刻應和德默，強調以色列的能力。第二天，我和米凱爾、路易斯與道格討論是否可能選擇和以色列合作，透過他們向全世界證明我們疫苗的能耐。我們都同意，以色列是實行這項計畫的理想選擇。但我傳簡訊給米凱爾：「不過，你知道，每一個人都會認為我們選擇以色列是因為你和我是猶太人。」

他回覆說：「我曉得，但是如果要賭，就該賭以色列。」

我打算打電話給納坦雅胡，討論根據真實世界合作進行實證研究的可能性。如此一來，我們將可以得到客觀、非隨機、非對照的數據。我們將依據先前簽訂的疫苗供應協議提供疫苗給以色列，而以色列則承諾將迅速施打，並且公布真實世界的疫苗效力數據。第二天，我還沒來得及打電話給納坦雅胡，他就打來了。於是，我提出合作進行研究的想法。過了一週，我們就和以色列衛生部簽署研究合作協議，並且由來自以色列、輝瑞與哈佛大學的流行病學家組成指導委員會。

再過不久，以色列的範例將廣為人知，供全世界參考。

2021年3月初，我們正準備公布以色列疫苗接種計畫的期中報告。我希望3月11日能夠出現在以色列，因為那一天正是世界衛生組織宣布新冠病毒為「全球大流行」剛好滿一週年的日子。我原先計畫訪問那個地區的幾個國家，包括以色列，但是有幾個障礙阻擋。其中一個障礙是以色列大選在即，競爭激烈，而且我可能在選前參訪的消息已經外洩，當地有一些新聞媒體報導這件事。此外，由於我的家人從大屠殺中死裡逃生，再加上輝瑞研究疫苗成功，我在當地的知名度很高。對於參訪與否，很多人好心給我建議。有一半的人勸我別來以色列，以免影響大選；另一半的人則堅持要我過去。

　　另一個障礙是我的疫苗接種問題。要不要接種疫苗這件事教我左右為難。身為輝瑞執行長的我一方面希望可以一馬當先接種疫苗，向全世界展現我對這支疫苗有信心；另一方面，我知道有很多人比我更需要疫苗，我不該搶先。在疫苗剛問世的時候，人們總是為了等待打疫苗而大排長龍。這時，最需要疫苗的人很少會猶豫不決，因此需求量很大，而且各州還在摸索配送的問題。我決定不插隊，輪到我再去打。然而，就因為我想做正確的事，這樣的兩難困境反而更讓我心煩。關於這項決定，我們公司內部討論了很久。我們研究民意調查的結果，發現人們希望看到自己的醫生和其他醫療機關領導者接種疫苗，因為這代表疫苗很安全。但是，如果我打了疫苗，我會希望我的團隊也能接種，接著是各個管理階層的人也都可以打到疫苗。因此，我選擇等待，晚一點再打，希望到時候能夠藉機鼓勵那些猶豫不決或拒絕接種的人。

　　儘管如此，納坦雅胡不斷在電話中問我是否已經打過疫苗。以色列施打疫苗的速度非常快，而且納坦雅胡還說，選民一直問他，我是否已經接種疫苗。我知道他很關心我。

我們在如此艱困的時期並肩作戰，努力尋找解決方案來應對這場破壞性的全球大流行，因此我們的關係變得十分緊密，會向對方分享許多個人故事。我們通常會在以色列時間的夜晚通話，他會提到家人和他遭遇的困難，我也一樣。

「我知道我就像是個愛碎碎唸的猶太老媽媽，不過你真的應該打疫苗了，」他說。接著，他的夫人來到他身邊，他又問：「我太太就坐在我身邊，她想要知道你什麼時候打。我要怎麼跟她說？」他甚至以軍隊為例，告訴我以色列指揮官總是身先士卒，也會第一個接種疫苗。

2月中，我終於打了第一劑疫苗，第二劑預定在21天後接種。然而，隨著3月11日逼近，看來我去不了以色列了。根據以色列的綠色通行證法規，外國旅客至少必須在入境的7天前完成第二劑的接種。我沒辦法趕上規定的接種期限，因此無法入境以色列。

最終，我沒有參訪以色列。這項決定讓很多人非常失望，但許多人則是很高興，因為他們擔心由於以色列正值白熱化的選戰，我的參訪難免會被染上政治色彩。我本來希望藉由這次參訪向大眾宣示，任何國家都可以透過優先實施正

確的公共衛生決策來克服這場全球大流行，以色列就是最好
的例子。不過，就算我不能前往以色列，我們還是可以達成
這項目標。

　　在以色列推動疫苗接種計畫幾個月後，我們的疫苗
醫學長路易斯·裘達等人在權威的科學期刊《刺胳針》
（*Lancet*）分享結果。我們利用接種計畫最初四個月的以色
列全國監測數據，分析實驗室確診案例以及16歲以上居民
的疫苗接種情況。以色列有920萬名公民，年齡符合接種資
格的公民共有650萬人。在這項全民接種計畫中，最先接種
疫苗的族群為醫療工作者、長照機構內的住民、免疫力低下
者以及老年人。之後，則是開放給較年輕的族群施打。到
了2021年2月4日，年滿16歲的民眾都有資格接種疫苗。因
此，當地每日接種人次超過22萬人，這種速率相當於美國
每日接種人次達800萬人。不到三個月，也就是在2021年3
月11日，世界衛生組織宣告新冠病毒全球大流行後滿一週
年這一天，根據以色列衛生部公布的數據，我們的疫苗對預
防有症狀感染的保護力達97％，對無症狀感染的保護力則
達到94％。

　　兩天後，《金融時報》（*Financial Times*）報導：「向生

命致敬！以色列向輝瑞舉杯慶祝解封在即。」以色列解封，全世界也就重新獲得解放的希望。到了4月中旬，以色列已經施打超過1,000萬劑的疫苗。年滿16歲的以色列人民約有70％已經接種兩劑疫苗，而且65歲以上的長者當中，有90％完成兩劑疫苗接種。以色列的確診人數也跟著大幅下降。

那年春天，來自耶路撒冷的逾越節與復活節新聞報導，人群聚集在一起紀念耶穌受難日，人數之多就像這場全球大流行從未發生。一位羅馬天主教神父說，這就像是一場奇蹟。在這座聖城中，2021年的復活節要比前一年的復活節來得光明。以色列衛生部則是繼續努力推動全民接種計畫。

新聞報導的故事暖人心扉，而流行病學證據則具有歷史意義。正如《刺胳針》上的文章所言：

以色列提供一個獨特的機會，讓我們得以觀察，在一個新冠病毒快速傳播的國家，疫苗帶來的免疫力會產生什麼影響。新冠病毒的傳播會一直持續下去，直到具有免疫力的人口比例達到群體

免疫的門檻，根據估計，這個門檻至少要達到
60％。然而，由於傳染性更強的變種病毒出現，
群體免疫的門檻可能更高。因此，如果不為16歲
以下的青少年與兒童接種，可能無法達到群體免
疫的門檻。此外，不論是經由染病或是透過接種
疫苗而獲得的新冠病毒免疫力，現階段能維持多
久仍然不得而知。再者，如果出現新的新冠變種
病毒，而現有疫苗引起的免疫反應又對這種病毒
作用不大，以色列的群體免疫就會受到影響。我
們還需要進一步的研究來監測達到群體免疫的人
口比例，辨識病毒傳播的情況，並且偵測、評估
新型變種病毒會帶來什麼樣的影響。

以色列衛生部也在《刺胳針》發表一篇尚未經過同
儕審查的論文，其中顯示一個人口總數只有美國三十五
分之一的國家，在人民陸續接種輝瑞／BNT疫苗的頭
112天，已經避免了15萬8,665例感染、2萬4,597例住院
治療，以及5,533例死亡病例。如果是在美國這樣大的國
家中，這相當於在短短的112天內避免19萬3,000例死亡
病例，等同於一個中型美國城市的人口數。5月中旬，我

在推特上說：「雖然必須謹慎推斷其他國家的情況，但這些觀察結果顯示我們的疫苗有助於減少人類的痛苦。」

這時，美國疾病管制與預防中心則引用以色列的例子來消除美國人民對新冠疫苗的疑慮。他們的報告中說，以色列的數據顯示，接種過輝瑞／BNT疫苗的人即使遭受新冠病毒感染，和未接種疫苗的人相比，病毒量只有四分之一。報告中還說：「這項發現也許代表疾病傳播力降低，因為我們已知病毒量是傳播時的關鍵因素。」疾病管制與預防中心還指出：「即使以色列已經出現許多種病毒變異株，但我們發現輝瑞／BNT疫苗對感染仍有高度（達92%）的保護力。」

在我和納坦雅胡總理多次交談的過程中，有個故事一直讓我很難忘。我們剛開始洽談的時候，他向我恭賀疫苗研發成功。每次聽到領導人這麼說，我總會糾正他們，所以我同樣告訴總理：「其實，這要歸功於和我共事的優秀輝瑞同仁。是他們將不可能的任務變成可能。」我強調這是團隊的努力。他則專心的聽我說，然後告訴我一個故事。

納坦雅胡早年在以色列軍隊受訓和服役，結訓後，長

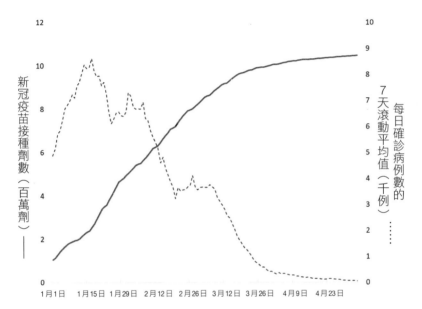

2021 年春季以色列疫苗接種率與新冠肺炎確診病例數對照。

資料來源：Adapted from Hannah Ritchie, Esteban Ortiz- Ospina, Diana Beltekian, Edouard Mathieu, Joe Hasell, Bobbie Macdonald, Charlie Giattino, Cameron Appel, Lucas Rodés- Guirao, and Max Roser (2020), "Coronavirus Pandemic (COVID-19)." Published online at OurWorldInData.org. Retrieved from: https://ourworldindata.org/coronavirus [Online Resource]; licensed under CC BY 4.0.

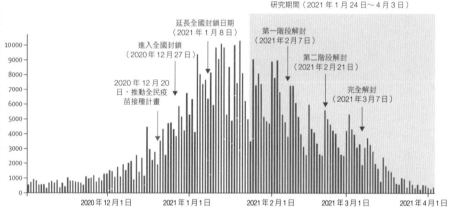

2020 年 11 月 1 日至 2021 年 4 月 3 日，以色列實驗室檢測新冠肺炎每日確診病例數。

資料來源：Reprinted from E. Haas et al., The Lancet 397, "Impact and effectiveness of mRNA BNT162b2 vaccine against SARS- CoV-2 infections and COVID-19 cases, hospitalisations, and deaths following a nationwide vaccination campaign in Israel: an observational study using national surveillance data," 1819, copyright © 2021, with permission from Elsevier.

官讓他帶領一支兵團，和另一位軍官互相競爭。但他注意到那位軍官帶領的士兵個個體格魁武，他則被分配到比較瘦小的士兵。於是，他向兄長約納坦（Yonatan）抱怨：「你看看軍方是怎麼對我的。不分配體格比較好的士兵給我。」約納坦也在以色列軍隊服務，是一位資深、老練的指揮官。

約納坦告訴他：「弟弟，你要記住。沒有好士兵或壞士兵，只有好的指揮官和壞的指揮官。」

約納坦是特種部隊的指揮官，1976年在烏干達恩德培國際機場營救人質時不幸身亡，年僅30歲。

以色列經歷一場漫長且激烈的選戰後，2021年6月13日納坦雅胡連任失敗，由他的前參謀長納夫塔利・貝內特（Naftali Bennett）擔任新總理。貝內特組建一個多黨派的聯合政府，這些黨派在許多政治議題或其他議題上和納坦雅胡意見相左。然而，打從一開始，我們就很明白，就對抗新冠病毒而言，新政府和舊政府幾乎沒有差別。所以，我接著和貝內特對話，就像先前我經常和納坦雅胡交談一樣。我們的科學家和研究人員也繼續和以色列科學家合作，就像完全沒有大選這回事。儘管以色列內閣重組，各部部長皆換人走馬

上任，在這些重要的專案或計畫上，以色列團隊依然和輝瑞
合作無間。

　　我和貝內特在6月底開始密切聯繫，那時大約是他上任
半個月後。當時，以色列有一小批打不完的疫苗即將過期，
他請我幫忙斡旋，找到願意接手這批疫苗的國家，而且這個
接手的國家立刻就有疫苗可以用。原本以色列計畫將這批疫
苗交給巴勒斯坦自治政府，但對方卻在最後一刻反悔了，所
以現在我們得趕快解決這個問題。儘管這件事困難重重，但
我同意他的觀點，如果因為技術或官僚問題的阻礙，致使這
批可以拯救人命的疫苗過期，實在很糟糕。在他請我幫忙之
後，我們每天互傳簡訊、打電話討論，好不容易促成以色列
和南韓的交易，後續轉交疫苗的流程也是由輝瑞處理。所
以，貝內特也經常打電話或傳簡訊給我，討論轉交疫苗的進
度。

　　對世界各國而言，我們和以色列的研究合作成為最可
靠的工具，他們可以藉此評估疫苗的安全性和效力，也能夠
了解疫苗接種計畫對國家人民健康和社會經濟指數的影響。
以色列科學家會採用各種方式分析每一週的數據，並且在每
週二和我們的專家分享這些資料。由於以色列的疫苗接種率

很高、電子病歷系統完善，而且有廣泛的篩檢計畫，我們能夠清楚看到我們疫苗的表現，即時觀察到任何可能發生的變化。研究結果很驚人，以色列已經可以完全重啟經濟，解除大多數的限制，同時維持相當低的確診病例數，而且受到感染的人主要是沒有接種疫苗的人群。儘管如此，以色列並沒有停止檢測，依然密切注意民眾染疫的情況，並且繼續和我們分享數據，一切正如我們當初簽署研究合作時的協議。

到了6月下旬，我們注意到以色列全國各地的確診病例迅速增加。由於我們的密切合作關係和先前建立的優良系統，我們得以很快的確認新增病例源於尚未接種疫苗的人，或是出現突破性感染（指接種疫苗後仍然遭受感染的狀況）。此外，在突破性感染的病例中，我們也掌握到病人的相關特徵，包括有症狀與無症狀的病例都列入觀察。這一點非常重要。感染擴大是碰上傳染性更強的Delta變種病毒入侵所造成，所以我們必須盡快確認造成確診人數增長的主要癥結，是因為疫苗對這種變種病毒的保護力不足，或是因為接種疫苗後保護力隨著時間經過而逐漸下降。了解這些狀況不只對以色列很重要，對全世界都有重大影響。如果問題在於疫苗對變種病毒的保護力不足，我們就得立刻著手針對

Delta變種病毒研發新疫苗。我們的分析結果顯示，疫苗的保護力隨著時間經過而逐漸下降，特別是在去年12月初大規模施打時期接種疫苗的人，疫苗給他們的保護力已經大幅下降。然而，如果是最近才接種疫苗的人，疫苗對抗Delta病毒的保護力還很強，能預防感染與重症。

疫苗效力減退的狀況在一開始只會造成輕微的感染，症狀也不嚴重。不幸的是，時間一久，再加上感染人數增加後，最先接種疫苗的人成為最脆弱的族群，因而他們的住院率與重症病例數也跟著上升。這時，我們更應該積極面對一個急迫的問題：要不要讓人們接種疫苗追加劑？我們早就開始評估追加劑的影響，而且最初的結果也顯示，追加劑的安全性和保護力都很不錯。

大約在以色列完成第二劑接種後六個月，隨著疫苗免疫力下降的相關數據出爐，我認為我們應該公開這些資訊，因為這是我所堅信的道德操守。我們發誓要讓資訊公開透明，並且在全球大流行期間一直遵守這樣的承諾。這有助於建立公眾對我們的信賴。這是我們第一次得知這樣的資訊，儘管我們也知道揭露這些訊息會引起人們對疫苗保護期的憂慮，我們還是決定依循原則，公開資訊。於是，我要求團隊在7月8日公布新聞稿，詳述我們在以色列的發現。

我們與BNT公司共同發布這份新聞稿，並說明：「根據以色列衛生部公布的真實世界數據，疫苗預防感染與出現症狀的效力會在接種六個月後衰退，但是預防重症的保護力仍然很強。然而，這段期間在以色列以及其他很多國家，Delta變種病毒已經成為主要流行的變種病毒株。這樣的發現和我們的第三期臨床試驗分析結果一致。」

同時，我們也告訴大眾，我們在追加劑的研究上已經得到令人振奮的結果：「根據研究得到的初步數據，在打完第二劑疫苗的六個月後接種追加劑，不但可以維持一致的耐受性，同時對於原始病毒株與Beta變異病毒株的中和抗體效價很高，比起只打兩劑疫苗的效價高達五到十倍。

最後，我們指出：「根據迄今掌握的全部數據，我們相信在完整接種兩劑疫苗後的6～12個月內，很有可能需要追加接種第三劑疫苗。雖然在接種完前兩劑的前六個月內，疫苗對於預防重症的保護力還是相當強，預防有症狀感染的效力卻會日益減退，而且我們可以預見，新的變種病毒還會再出現。從目前得到的所有數據看來，輝瑞和BNT都相信，接種第三劑疫苗有助於保持最高的保護力。」

以往，政治人物和政府會向我們施壓，要求我們更快分享數據和新發現。但就這次的情況而言，我們相信我們已經及時分享這些重要數據，好讓全世界政府做出重大的公共衛生決策。然而，我們想不到的是，我們發布的這份新聞稿竟然會讓美國衛生單位引發一場風暴。

我們發布聲明後，疾病管制與預防中心和美國食品藥物管理局卻打破常規，他們根本沒有要求檢視我們的數據就發表聲明反駁我們提出的結論，認為不需要施打追加劑。我們可以理解，當複雜的公共衛生挑戰、政治以及科學交纏在一起，事情就會變得混亂。我們一直努力保持單純，在科學的引導下向前走，對大眾坦誠我們看到的一切。我們秉持這樣的原則，才會公開聲明建議施打追加劑。

我認為，美國官員擔憂的是，我們的聲明將會使疫苗猶豫的問題加劇。但是，我們的看法不同。到目前為止，證據顯示在接種疫苗幾個月後，即使預防感染的保護力衰退，預防住院與重症的效力依然相當好。更重要的是，針對預防感染保護力下降的問題，我們已經找到可行的解決方案，而且可以因應提高預防重症的效力。

現在回想起來，我們應該在發布新聞稿前，事先告知政府機關。這是我們的失誤。於是我打電話給白宮首席防疫顧問安東尼‧佛奇和白宮防疫協調官傑夫‧齊安茲，並且向他們道歉，我們不應該讓他們措手不及。但是，我也強調，我們的科學家相信先前做出的結論是有效的做法。我建議舉行會議，讓輝瑞科學家向美國衛生官員報告我們掌握的全部數據。佛奇與齊安茲都欣然同意我的建議。

兩天後我們就一起開會，成效斐然。與會者包括美國政府代表，如安東尼‧佛奇、國立衛生研究院院長法蘭西斯‧柯林斯（Francis Collins）、疾病管制與預防中心主任蘿雪‧華倫斯基（Rochelle Walensky）、美國食品藥物管理局代理局長珍妮特‧伍德卡克（Janet Woodcock）、生物製劑研究暨評估中心主任彼得‧馬克斯、曲速行動領導者大衛‧凱斯勒（David Kessler）等人，以及我們的研發主管米凱爾‧多爾斯騰、疫苗研究團隊主管凱瑟琳‧詹森、疫苗醫學長路易斯‧裘達與其他輝瑞科學家。我們也曾經和歐洲以及其他國家的衛生當局開過類似的會議。

　　在接下來的幾週，隨著以色列的突破性感染病例增加，他們的衛生官員愈來愈擔憂，於是開始分析更多數據。貝內特經常傳簡訊或打電話給我，想要了解我們的追加劑研究最新資訊，並且告訴我他們的發現。他和前任總理納坦雅胡很像，凡事親力親為，知識淵博，也很有決斷力。7月底，以色列科學委員會的專家建議60歲以上的民眾接種追加劑。真實世界的證據使他們得以迅速回應真實世界的狀況。以色列研究過這些新出現的數據後，就使用我們目前的疫苗開始實施追加劑接種計畫。

　　8月3日，貝內特和我分享以色列最大的醫療保健組織馬卡比醫療服務公司（Maccabi Healthcare Services）利用數位資料庫所進行的一項重要研究。這項研究評估從接種疫苗到發生突破性感染的時間關係，證實我們先前的結論無誤。和後來才接種疫苗的人相比，最先接種的人發生突破性感染的風險要高上好幾倍。到了8月中旬，以色列科學委員會放寬接種資格，建議50歲以上的民眾接種追加劑。由於以色列是全世界第一個慎重的針對大規模人口實施追加劑接種計畫的國家，他們再次得以向全世界提供關於追加劑效力的寶貴數據，其中包括在第三期臨床試驗觀察到的保護力回復情況，以及保護效力可以維持的時間長短。根據 8 月 8 日到 21 日在以色列進行的研究，接種第三劑疫苗的人在 12 天後，預防感染的效力已經回復到 93％，預防重症的效力則為 97％。和只接種兩劑疫苗的人相比，接種過追加劑的人感染 Delta 病毒的風險大幅降低，兩者相差 11.5 倍。

同樣在 8 月，美國政府宣布，開放免疫功能低下的族群在接種完兩劑疫苗後的六～八個月期間可以施打追加劑。此外，齊安茲、佛奇、華倫斯基與伍德卡克一起現身，高調的宣布，美國將在 2021 年 9 月 20 日開始全面推行追加劑接種計畫。

第 11 章

信任的科學

困難愈大，克服困難的榮耀就更大。技術
高超的舵手會因為通過暴風雨的考驗而博
得名聲。

—— 愛比克泰德
（Epictetus，西元50 ～ 135 年）

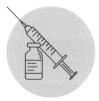

　　疫苗研發、製造與運送的故事如果少了公眾感知，就不完整了。儘管我們好不容易達成這些突破，如果最後發現大眾因為不信任這個產業、這間公司或甚至不相信科學而拒絕接種疫苗，那該怎麼辦？

　　信任是基石。因為信任，人們才會願意走進醫療院所接受疫苗注射。消費者希望自己買的衣服穿起來好看，也希望買下的汽車能夠順利運轉好幾年。然而，一旦牽涉到自己的身體和人生，光是有希望還不夠。韋氏字典（Merriam-Webster Dictionary）將「信任」（trust）定義為「對某個人事物的特性、能力、力量或事實的堅定信賴」。我們要傳達的訊息是「相信科學、了解科學終將獲勝」，這就是我們在公眾面前定位的核心。我們認為這是神聖的任務，必須堅持到底。但是我們也實實在在的感覺到這種信任受到威脅。

　　2020年7月，輝瑞和莫德納的疫苗早期臨床試驗結果相繼出爐，並且都顯示出成功的希望很大。這兩支疫苗應該都能在同年秋季進入第三期試驗。2020年7月31日，安東尼・佛奇到美國眾議院監督暨改革委員會（House Oversight and Reform Committee）的新冠病毒危機特別小組委員會（Select Subcommittee on The Coronavirus Crisis）聲明，對於

美國在年底將有安全、有效的疫苗，他抱持「審慎樂觀」的
態度。然而，他也提醒委員會，疫苗將會分批到貨，不會馬
上有貨。差不多就在這段時間，人們紛紛推測，正在如火
如荼爭取連任的川普總統，將會設法讓一支疫苗快速通過
審核，以便在大選日之前將疫苗交到選民手上。8月30日那
天，根據《金融時報》的報導，美國食品藥物管理局局長
史蒂芬·哈恩（Stephen Hahn）曾經在訪談中向他們表示，
他「很樂意略過正規的核准流程」。讓狀況更加雪上加霜的
是，駭客、政治宣傳與各種假消息盛行如同火上加油，加深
人們的誤解與混亂。

　　那年夏天，我們的執行團隊深入思考一個比政治更重
要的問題，也就是公眾的信任。我們已經知道人們一向對製
藥產業嗤之以鼻，在調查組織信譽的排行榜上，製藥公司、
菸草公司與政府往往都是敬陪末座。這是製藥產業過去所造
的惡業，才會失去人們的信任。因此，我們必須特別注重公
司的聲譽，以及疫苗的評價與名聲。贏得與保有公眾的信任
都非常重要。我們知道聲譽是點點滴滴累積起來，但卻有可
能迅速毀於一旦。我們每天都必須致力於贏得信賴，因為這
也是病人對我們的期待。

　　由於新冠肺炎感染率不斷上升，至關重要的疫苗還在半路上，溝通與政府採取的做法都非常重要，這也是我們光速計畫的主要討論焦點。

　　所以，我們開始立即做出回應，並且積極的抗拒所有要略過或縮短疫苗第三期試驗的想法。我們會加快腳步，但不會抄近路。而且政治口水也對研發疫苗根本沒有幫助。在這段期間，每次我和川普總統通電話，他都會問我和食品藥物管理局之間有沒有任何問題。他似乎想從我這裡聽到美國食品藥物管理局做了什麼壞事。而我每一次都明明白白的告訴他，就疫苗計畫而言，美國食品藥物管理局的表現可圈可點，我們雙方合作無間。沒想到他在 8 月 22 日發了一則推文指責美國食品藥物管理局。對我來說，這就像是壓垮駱駝的最後一根稻草。

　　他寫道：「有一股黑暗勢力在控制美國食品藥物管理局，他們阻礙疫苗研發，讓藥廠找不到足夠的受試者測試疫苗與治療法。顯然，有人想要拖延到 11 月 3 日之後才拿出解決方案。我們必須集中精神加快速度，拯救人命！」

　　我密切注意事情的轉折。如果人們開始懷疑美國食品藥物管理局的誠信，怎麼會相信他們核准的疫苗？如果疫苗在大選前得到核准，有人可能會認為這是白宮的政治壓力使然。如果疫苗在選後才得到核准，也有人會認為這是來自拜登團隊的政治壓力。無論是哪種情況，都無助於建立人們對審查流程和疫苗的信任，甚至會為公眾健康帶來更多壞處。我們必須做點什麼。

在疫情危機期間，我和嬌生公司（Johnson & Johnson）的董事長暨執行長亞歷克斯・戈爾斯基（Alex Gorsky）來往密切。我們很常在週末通電話，討論疫情的發展以及我們面臨的挑戰。我告訴亞歷克斯我對政治環境和政治壓力的擔憂。經過討論之後，我們都同意應該站出來表明立場。我們可以發表一份聲明，向全世界保證我們絕對不會走捷徑。

我對亞歷克斯說：「我擬好草稿就傳給你過目。」

接著，我打電話給事務長莎莉・蘇思曼，我們利用週末寫下一份公開聲明，包括我在內的生物製藥產業領導者將共同署名，承諾我們會為了科學團結起來，並支持維護公眾安全的衛生監管機關。有些政治人物和學者也許會支持削弱科學的做法，但我們絕不妥協。在這場疫情中，我們寫道：

「根據監管機關的規定，獲得核准的疫苗必須具備來自大規模、高品質的隨機雙盲臨床試驗所產生的科學證據。所有研究都要經過嚴謹的設計，召募大量、來自各個族裔的受試者。」我們承諾將以疫苗接種者的安全與福祉為首要考量，我們進行的臨床試驗會繼續堅持科學和倫理的高標準，也將同樣以嚴謹的製程來生產疫苗。只有經過第三期臨床試驗，並且證明疫苗的安全性和效力，才會向美國食品藥物管理局等專業監管機關申請核准或是緊急使用授權。我們也將努力供應多種選擇、數量充足的疫苗，給全球適合接種疫苗的人們。

　　我把這份承諾書的草稿傳給亞歷克斯。幾個小時後，他回傳給我，建議修改幾個地方。聲明擬定好了之後，我們分頭去聯絡其他生物製藥公司的執行長，請他們簽署這份文件。我聯絡其中一半的人，他去找另一半的人，而且他們都同意了。共有九間公司的執行長簽署承諾書，包括阿斯特捷利康、BNT、葛蘭素史克、嬌生、默克、莫德納、諾瓦瓦克斯（Novavax）、輝瑞與賽諾菲（Sanofi）。9月8日，我們公開發表聲明，在美國14份發行量最高的報紙上刊登全版廣告。我們傳遞出既響亮又明確的訊息，指明病毒才是我們的

敵人，生物製藥產業與美國食品藥物管理局的目標一致，都
是把公眾安全放在第一位。我們的承諾也消弭了有關第三期
臨床試驗的雜音，並且將焦點轉移到必須著重疫苗的安全性
與效力。在得到官方的授權核准之前，我們絕對會完成候選
疫苗的測試與分析。

而且，我們並沒有就此止步。基於上述承諾，我們決
定公布臨床試驗計畫的細節。只不過，在閉門會議中，我們
內部有許多科學家針對這個做法進行激烈的辯論。

有人說：「這是非常專業的科學技術文件，只有科學家
才看得懂。公開文件有什麼意義？我們是不是從現在開始有
義務公布每一份研究計畫書？」

我知道他們的擔憂再合理不過，但是我們認為公開透
明有助於建立公眾對疫苗的信心。《英國醫學期刊》（*British
Medical Journal*）提到：「大眾難得有這樣的機會，得以審
查關鍵臨床試驗。」

在輝瑞負責監督臨床試驗的開發長羅德・麥肯齊向來
為病人的權益和公開透明的做法大力喉舌。而我們的事務長
莎莉・蘇思曼則提醒我們，人們的情感總是很容易受到影

響，為了達到目標，我們必須進一步引導對話。

　　早在莎莉與她的團隊支援下，我已經致力強化個人公眾形象。而且，當時不管是地方政府、州政府、部落自治區甚至是聯邦政府都非常焦急。所以，我親自接聽政府官員打來的電話，完全不假手他人。根據皮尤研究中心（Pew Research Center）在5月所做的調查，美國人民對於新冠肺炎疫情的新聞報導多半抱持正面的態度，並且認為媒體報導能讓人們受益。後來，羅勃特伍德強生基金會（Robert Wood Johnson Foundation）與哈佛大學公共衛生學院進行民意調查也發現，美國人民對醫護人員與醫療照護工作者的信賴超過公衛機關。

　　我看到機會來了，於是欣然接受所有媒體的採訪。這是一種轉變。多年來，我們一直慘遭媒體的抨擊。其實，上一次登上主流雜誌封面、獲得各界讚譽的輝瑞執行長是小比爾・史提爾（Bill Steere, Jr.），他已經在2001年退休。為了博得信任，我必須讓大眾看到我，並且還要能夠回答記者與各組織領導者的棘手問題。我們原先只是單純設法回答提問，後來則積極參與每日新聞的討論。在疫情爆發早期，我就同意接受《富比士》雜誌（Forbes）的採訪，說明我們研發疫苗的計畫。當時，有評論家批評我的時程表不切實際。但是這篇封面故事深入探討細節，凸顯出我們志在必得。那時疫情與封城來得又急又猛，所以其中一張照片是在我家車庫裡拍的，那裡已經匆匆改造成臨時的工作室。在另一張照片中，攝影師站在窗外，我雙臂交叉，神色堅定，玻璃窗上映照出屋外的樹林。

那年夏天，我們發起一個公共服務活動，名為「讓我們消除臨床試驗多樣性的問題」，以鼓勵不同社群參加我們的臨床試驗，擔任族群的代表受試者。4月15日，在疫情顛峰之時，我們在電視節目《今日秀》（Today）上播出一則60秒的廣告〈科學終將獲勝〉（Science Will Win），為科學和研究疫苗與治療法的科學家吶喊、加油：*

在世事詭譎難料之時，我們轉向最有把握的東西：科學。

---

* 譯注：影片參看 https://www.youtube.com/watch?v=Xl0tEfLve1U。

科學能戰勝疾病、使人痊癒，當然，也可以擊敗
全球大流行。

科學的勝績累累，將來依然會再次得勝。

因為科學在面對新的對手時不會退縮，而是更加
把勁，提出問題，直到找到答案為止。

這就是科學的力量。

因此，我們正在利用科學、發揮科學的力量；我
們投入研究、集結專家與資源，所有努力都是為
了研發出可能的療法與疫苗。

其他公司與研究機構也都是這麼做。

為了打敗病毒，全球的科學社群莫不齊心努力，
我們利用科學來實現這個目標，因為當科學獲
勝，我們就勝利了。

廣告的最後一個畫面轉向我們實驗室的一名工作人
員，並且加上我們的謝辭：「我們感謝所有在我們實驗室和

全球各地實驗室中，為了終結全球健康危機而努力不懈的科學家。」那年秋天，我們製作一支四分鐘的影片〈竭盡全力對抗新冠肺炎〉（*No Stone Left Unturned in the Fight Against COVID-19*），呈現出這場科學之戰的幕後視角。在影片中，我們的科學家親口說明自己正在進行的工作。*

　　10月16日週五，就在總統大選前兩週，我寫了一封公開信給全世界殷切盼望疫苗的數十億人和數千位領導人。我想要清楚表明，雖然我們即將得知第三期試驗的相關數據，但還是要等到11月第三週大選日之後，當第三期試驗達到安全性的重要里程碑的時候，我們才會向美國食品藥物管理局申請緊急使用授權。後來，這封信成為輝瑞官方網站點閱率最高的網頁。

　　在世界衛生組織宣布新冠肺炎爆發全球大流行滿一週年這一天，我們和國家地理頻道（National Geographic）合作推出一支紀錄片《可能的任務》（*Mission Possible*），讓大

---

* 譯注：影片參看 https://www.youtube.com/watch?v=_PBLoSN7 OUo。

眾了解我們的幕後工作。觀眾因而有機會看到研發這支疫苗
的人、聽他們說話。*從很多方面來看，本書也是計畫中的
一部分。

　　更開放、更透明是正確的決定，而我們也將繼續秉持
這樣的原則。到了 2021 年，隨著疫苗供給的數量愈來愈
多，哈里斯民意調查公司（Axios Harris Poll）的一項民調顯
示，和 2019 年新冠疫情爆發之前相比，製藥產業的聲望提
高了兩倍，已經可以和科技業與製造業媲美。我們的研究也
顯示人們對輝瑞的好感度激增，公司整體可信賴度也有顯著
的提升，超過業界其他同業。經過一段時間之後，每一個人
都知道什麼是棘蛋白。輝瑞也進入流行文化，在電視節目
《週六夜現場》（Saturday Night Live）中，經常成為用來稱讚
別人或幽默一下的哏。

　　《廣告時代》（AdAge）論道：「輝瑞大受歡迎，已然成
為疫苗品牌的大贏家。」這篇文章提到，要在激烈的市場競

---

* 譯注：影片參看 https://www.youtube.com/watch?v=jbZUZ9JYN
　BE。

爭中讓品牌脫穎而出共有五項策略，還強調輝瑞有三項特別突出，包括知名度、透明度，以及將消費者納入產品考量的做法。

對我和團隊來說，總是非常欣慰能夠看到輝瑞在「最佳公司」的名單上名列前茅、獲得讚揚。然而，受大眾歡迎只是一時的現象，維持公眾信任則是永久的承諾。我們的承諾必須明確、一致，而且永不妥協。不管是公營或民營組織都必須信守這樣的承諾。此外，媒體也扮演重要角色。根據2020年針對媒體報導與製藥產業聲譽的分析報告發現，媒體報導更著重在商業而非科學，他們對合併、收購、公司重組和財務報告更有興趣。這場疫情告訴我們，我們迫切需要更多有關科學的深入報導。

2021年3月22日，我懷抱著無比謙卑的心接下道德良知獎（Appeal of Conscience Award），並且在得獎感言中感謝亞瑟・施耐爾（Arthur Schneier）創立國際良知基金會（Appeal of Conscience Foundation），讓我們看到人類應該如何對待彼此，因為愛的力量而成為活生生的見證，知道世界上有一股追求良善的偉大力量。透過愛，我們才能互相了解，知道每一個人都應該被看見、被聽見並得到關心。這就是信任得以扎根、成長的沃土。

　　如果要說疫苗在公眾感知上教會我們什麼事，那就是我們的目標「持續創新以改變病患生命」是獲得良好聲譽的不二法門。我們將時時鞭策自己努力做到這一點。

第 12 章

病人第一，
創新優先

你留給後世的，不是石碑上的銘文，而是你和他人生命的交織。

—— 伯里克利斯

（Pericles，西元前495 ～ 429 年）

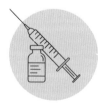

1961年5月25日，甘迺迪總統告訴國會：「我相信這個國家應該在這十年間努力達成登月任務，把人送上月球，並讓他們安全返回地球。」八年後，也就是在1969年7月24日，美國終於完成登月壯舉。然而，從很多層面來看，「登月任務」依然繼續在進行，不只是人類在月球以外的宇宙中探索，也包括拜登總統激勵這個國家要擁抱以科學為基礎的未來。

同樣的，我們也持續在進行登月任務。2021年5月4日，在我們的疫苗取得重大突破的半年後，我在第一季財報中告訴同仁與股東等利害關係人，我為輝瑞感到無比的自豪。在那一天，我宣布我們將在年底累計製造出25億劑的新冠疫苗，而且2022年的產量預計將達到30億劑。我們也證明，我們的成功不是曇花一現。如果不計入新冠疫苗的收入，2021年第一季我們的營收成長了8％。其實，我們還在臨床研究、法規與商業各方面立下重要的里程碑。為了研發出一支既安全又有效的疫苗，我們採取一計高風險的險招。結果，科學獲得勝利。

我們學到很多，知道如何以熱情和高效率驅動創新，影響無數人的生活。在前面的章節，我描述我們如何肩負巨

大的壓力，在科學、科技與商業的各個領域另闢蹊徑、開拓
道路。新冠疫情肆虐，每一個人都有危險，因此人人都想要
找到解決方法。然而，大多數的疾病只會影響一部分的人，
而人們對於治療方法往往意見不一，造成效率低下和不平
等。所以，在最後這一章當中，我將展望未來，討論我們要
如何把學到的東西應用在未來的創新，促進病人的福祉。下
列就是我的五點建議：

1. 保障病人取得藥品，改善給付方案

　　我們必須推動減少病人自付額的政策。醫療成本節節
高升，而這個社會卻將更多成本轉嫁到病人身上。以美國聯
邦醫療保險的D部分（Medicare Part D）為例，由於自付額
沒有上限，如果病人需要個人化的治療，像是免疫療法或基
因療法，不管金額有多高，都可能必須自行負擔5％以上的
費用。這樣的開銷對很多家庭來說都是沉重的負擔。有些生
物製藥公司會投資在創新藥物的研究上，而需要這種藥物的
人可能是少數罹患某種病症的人。由於病人不多，治療費用
可能非常昂貴。我們必須思索的是，我們的社會與產業如何

分擔這些費用，才不會不公平的讓重擔落在這些病人身上？

　　此外，我們應該如何確保共同分擔醫療費用的組織或人，能夠適當的衡量與考慮病人必須支付的金額？一種方法是讓更多的病人權益團體參與醫療科技評估（Health Technology Assessment，簡稱HTA）的決策，衡量特定藥物或科技可能造成的影響。除了政府和必須分擔醫療費用的組織或人，我們也應該讓病人權益團體參與評估。我們需要增加醫療科技評估機構，讓他們透過特定的標準或流程來評估和病人相關的實際數據。歐洲的醫療科技評估機制是利用一個複雜的公式來計算成本和效益，以得出藥品的感知價值*。然而這個公式並沒有考慮病人的利益，例如父母是否能夠繼續照顧孩子，或是員工是否能夠從繼續工作的尊嚴中獲得好處。這個經過嚴謹設計的公式只計算醫療系統的直接成本，但我們認為病人的身心狀況與生產力也必須納入考量。

---

* 編注：感知價值（perceived value）指的是消費者對產品或服務的主觀認定價值。

我們也需要推動價值基礎訂價法（value-based pricing）[*]和支付模型。為了達成目標，我們要除去可能影響價值基礎協議的阻礙。如果要更快達成目標，我們可以和政府合作，共同打造新的訂價法和支付模型。我們可以證明某種藥物或治療法可以省下 x 美元，並且增加 y 美元的生產力。而且病人的生命得以延長，住院時間也減少了。以實際的結果而言，這就是最好的說明了。

富裕國家的醫療體系往往不太重視藥品為病人帶來的好處。儘管他們的資金充足，卻總是把資源分配到效率較低的地方。但是，在很多中、低收入國家，就連用來建置基礎醫療體系的資金都不足，很多創新藥品對他們的病人而言根本遙不可及。國家政府和民營部門的合作至關重要，正可以彌補這種資金缺口。所以，我們一直都在開發中國家致力於促進公私合作，共同發展商業醫療保險系統，以彌補基本醫療資金和給付單位的不足。舉例來說，我們最近和中國平安保險集團與江蘇省南通市合作，試行商業醫療保險計畫，為當地約 100 萬人提供服務。這項保險計畫可以彌補中國公民

---

[*] 譯注：依據消費者對產品或服務的價值、效益、市場價格等條件的認知來決定價格，有別於傳統以成本為基礎的訂價方式。

基礎醫療保險的不足，不追究病史與既有病症，並且提供創新的腫瘤治療藥物與罕見疾病藥物；這些病人在加入計畫之前根本沒有機會接觸到這些突破性的療法。

在輝瑞設立分公司的每一個國家，我們都與病人以及病人權益團體密切合作，共同制定並推動創新的政策，讓病人得以取得需要的藥品，同時又能夠減輕自費負擔。

2. 支持智慧財產權

在前面的章節當中，我曾提到我們在智慧財產權問題上受到的挫折，並且提出智慧財產權的重要性。在我寫下這篇文章的時候，新冠病毒藥物相關的專利權已經岌岌可危，還有待解決。

展望未來，我們必須讓全球人民建立基本認識，了解專利的必要性。這一點非常關鍵，我擔心我們還沒找到最適當的說法來培養人們的認知，以致於我們談到專利時，往往聽起來像是製藥協會宣傳手冊上的死板內容。

　　智慧財產權的基本原則說來簡單：智慧財產權是保護各種創新的關鍵因素。在法律上，智慧財產權（尤其是專利權）使發明者能在一段期間內控制智慧財產權的使用方式，並且從中獲益。政府建立並且保護智慧財產權，主要是為了刺激知識密集領域的創新，鼓勵基於創新來生產有用的產品和服務。智慧財產權的建立與保護反映出一種平衡的力量，旨在保障發明者和社會的利益。沒有誘因，就沒有創新，就是這麼簡單。

　　我從自身的科學家背景以及多年企業領導經驗了解到，強大的智慧財產權制度可以培育創新文化，讓創新者得以開發新產品和新技術，因為他們知道自己的發明和創造會受到保障，可以安全的和合作夥伴分享知識與發明。由於有了智慧財產權，生物製藥領域的創新者、政府、大學以及其他研究夥伴才能加快速度，在最急迫且尚未滿足的醫療需求上取得進展。在這場疫情結束後，智慧財產權仍將繼續扮演關鍵角色，除了推動其他緊迫的醫療需求，也能讓這個世界透過創新的解決方案，因應未來的全球健康危機。

3. 培育科技與人工智慧的未來

　　輝瑞與製藥產業的「科技加速」（tech-celeration）依然
是第一要務。數位研究與發展是一個快速演進的生態系統，
我們也許可以藉此減少創新的阻礙，擴展新型醫藥產品和新
療法的市場。人工智慧／機器學習、連網裝置和感應器是數
位研發中最常利用的技術。其中最有希望發展的領域是臨床
試驗，包括試驗的設計、操作與數據收集。不過，這些科技
也可以用於研發過程的探索、產品製造，以及產品生命週期
的管理。

　　數位轉型不只讓我們大膽創新，也讓我們懷抱更
大的夢想，持續問自己：「如果這樣，會怎樣？」如果
數據與數位工具可以重塑疾病預防、病人賦能（patient
empowerment），並且加快研發與製造的速度，狀況會怎
樣？如果科學與科技的結合能得到妥善的利用，讓人變得更
健康，狀況會怎樣？

　　舉例來說，我們可以想像到病人得到量身打造的精準
醫療，從中獲得最大的好處，並且改善生活品質。如此一
來，我們就可以長期追蹤病人的情況，確保他們達到治療目

標，而這些豐富的數據也能帶來新發現、改良治療方式。有了突破性的藥物，再加上數位醫療，我們將能夠改善病人的健康狀況，讓醫療專業人員提供更好的持續性照護。

積極治療能夠降低慢性病對醫療體系造成的負擔與成本，也可能改變我們對待病人的方式，進而影響醫療照護者安排與提供照護的方式。積極治療療法的研發、行銷與訂價，都需要生物製藥產業採用新的數據與分析能力，才能夠有所進展。新的mRNA技術能推動疾病的預防與早期診斷。

根據我們在mRNA疫苗技術取得的創新突破，也許以後我們只要接種一支疫苗就能防範好幾種疾病，面對那些只能透過疫苗來預防的疾病，我們再也不用打那麼多針了。此外，科學家也正在研究如何利用mRNA來刺激免疫系統，鎖定特定癌細胞來殲滅。我們還可以利用先進的數據分析與高效能運算能力，辨識出和病因與早期病灶相關的模式，並且採取介入措施，以預防疾病。如果醫生能夠透過數位管道迅速獲得需要的資訊，也會有助於在世界各地建立更平等的醫療照護體系。

4. 病人賦能

　　如果我們能夠增強病人的能力，讓他們自行選擇在什麼時候、透過什麼方式參與醫療過程，並且為了個人福祉與增進健康保持聯繫，狀況又會如何？如果有一個平台能讓病人／消費者輕鬆收集、取得，並且管理自己的健康資訊，他們就能隨時掌握自身的健康情況，了解影響健康最重要的因素。個人化的衛教訓練與診斷能幫助病人增進健康、預防疾病，在他們和病魔纏鬥時，能夠適時適所的得到最適切的照護，並且獲得最好的治療成果。數位化的醫療解決方案可以幫助病人分享資訊給醫療服務提供者，例如利用非侵入性的生物感應器監控生物標記＊，並且不間斷的即時傳送生理訊息，一旦出現異常，就會像引擎故障燈號亮起一樣，這時醫生會主動聯絡病人。

　　如果病人有能力把自己在家中採集的樣本放在家門口，讓醫療院所追蹤情況，並且病人在診斷結果出來後可以

＊ 編注：生物標記（biochemical markers，或 biomarker）指的是人體內可以衡量的化學物質、代謝物等生理指標，可以用來測量或是預測疾病的發生率與病程。

收到通知，那就方便多了。而且這樣也能加快診斷速度，讓
病人及早獲得治療而達到更好的結果。如果我們可以找到病
人擔任臨床試驗受試者，而不是由病人在被宣告罹病而驚慌
失措之下，自行尋找參加臨床試驗的機會，那麼臨床試驗的
多樣性與可及性就可以有所提升。

如果說明照護／治療的過程就像說明旅遊行程，病人
就可以更加了解旅程中每個階段要花多少時間、需要多少
錢。病人也可以更輕鬆的和摯愛的家人、朋友或當地提供支
持服務的團體分享行程，因此更能堅持下去，並且獲得更好
的結果。

如果病人能利用個人的裝置來管理這趟治療之旅，他
們就更有能力掌控自己的健康狀況。例如這個裝置不只可以
通知病人回診的時間，還可以教導他們在看診的前一天能吃
什麼、不能吃什麼，甚至協助他們做好準備，可以在看完診
後利用哪些東西來減輕不適感。或是病人也可以隨時利用裝
置發送訊息，向藥劑師等專家詢問藥物資訊、飲食禁忌，或
是某個檢驗數值代表的意義。

如果正在接受治療的病人也可以分享資訊，透過病人

電子回報軟體（Electronic Patient Reported Outcomes，簡稱ePRO）或是以價值為基礎的醫療照護服務（Value-Based-Health-Care delivery，簡稱VBHC delivery），提供回饋給醫療生態系統中的成員，說明哪些療法或醫療照護服務對他們有幫助、哪些則於事無補，或是有哪些需求尚未解決，如此一來，有興趣的研究人員可以從中找到未來的研發機會。

我們可以讓願意參加臨床試驗、提供數據的病人成為公民科學家；病人也可以為自己最關心的研究，例如數據捐贈等領域出一份力，感受自己的貢獻，進而提供更多或更多元的數據，以推動科學進展。而且，當我們根據這些消費者或病人提供的數據價值來獎勵他們，例如讓他們成為這項新發現的股東，還可以進一步提高人們參與的意願，引領更多科學突破。這些可能性將為人類帶來很大的幫助。一想到這點，我就非常興奮。

5. 永不停止創新突破

輝瑞的開發長羅德・麥肯齊在思考「如果這樣，會怎樣？」的時候拋出這個問題：「為什麼只有新冠肺炎？」羅德是個熱情的科學家，來自蘇格蘭西部，他的口音可以證明他的出身。他從格拉斯哥大學（University of Glasgow）畢業後，在倫敦帝國學院（Imperial College）和紐約哥倫比亞大學（Columbia University）研究有機化學。他和執行領導團隊的每一位成員都一樣，在這場全球大流行中擔負特別的任務。我給他的目標是領導一場監管革命。隨著數百萬人接種我們的疫苗，然後是數十億人，他常喃喃的說：「為什麼只有新冠肺炎？」為什麼我們不能把我們從這場疫情中學到的東西應用在癌症和其他疾病上？為什麼要回歸往常慣例，每次和監管機關的人開會總得等上兩個月？為什麼我們不能讓更多案子三管齊下，研究、發展與製造並進？每天都有人死於一堆疾病，總有一天，我們必須讓這些疾病變得可以預防和治療。

　　現在，我們應該立即採取行動，改善臨床試驗，提供更好的服務給病人。非常時期固然需要非常行動。但是，如果我們把目光放遠，不是只盯著目前的疫情，我們會發現自己正面臨一些教人不安的問題：為什麼我們只對新冠肺炎的病人提供這種特別的服務，而不提供同樣的服務給那些罹患

為什麼只有新冠肺炎？

一般疾病醫療方法研發和新冠肺炎疫苗研發時間對照

新冠肺炎

心血管疾病

癌症

呼吸道疾病

糖尿病

1 年左右　vs.　　平均耗時 7 ～ 10 年 *

如果我們可以小幅 **加快 10%** 的研發進展，狀況會怎麼樣？

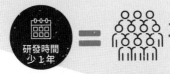

研發時間少 1 年　=　在未來十年，將有 **1,000 ～ 2,000** 萬名病人因此受益 **

我們應該做什麼？為病人帶來突破性改變的四項承諾

承諾 1：
確保人體試驗受試者能完全反映種族和族裔的多樣性。

承諾 2：
讓更多人知道人體試驗，讓人容易參與，並且改善受試者的參與體驗。

承諾 3：
廣泛分享科學知識，加快醫學進步的腳步。

承諾 4：
善用數位工具增進效率、驅動創新。

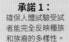

*　資料來源：CMR International Clarivate-R&D Program Metrics 2015-2019；取第一劑藥品或疫苗開發完成後首次獲得核准的平均年期。

**　資料來源：Decision Resources Group disease landscape and forecast, decisionresourcesgroup.com(2018-2020)；分析結果由輝瑞提供。

輝瑞在 2020 年 9 月做出四項公開承諾，將運用研製新冠疫苗的經驗和臨床開發流程的改進，確保所有病人都能盡快從科學突破中受益。（圖片來源：輝瑞大藥廠。）

癌症、慢性自體免疫疾病、致命遺傳疾病的病人，或是無數有大量醫療需求的病人？

當我寫到這裡的時候，全球累計已經有超過500萬人死於新冠肺炎。這是多麼可怕的數字，而且死亡人數還會繼續上升。但是，每年都有1,700萬人死於心血管疾病、1,000萬人則是死於癌症。難道這些病人就比較不值得關注嗎？當然不是。然而，由於這場全球大流行肆虐，對醫療、經濟和社會帶來重大衝擊，因此贊助者、臨床研究人員和監管機關都齊心努力，追求速度、品質和規模。

思考到這一點時，即使我們現在還在對抗這場全球大流行，我們認為生物醫學界必須掌握機會，為所有病人做出改變。這場全球危機讓我們打破以往的常規，也帶來一個獨特的機會。如果我們將盡全力研發新冠疫苗與療法的速度保留一點點、只要留住大約10％，那麼在未來十年，預估生物醫學界的突破將可以幫助1,000～2,000萬名病人。只要加快10％，就能讓1,000～2,000萬名病人受益。

我在這裡提議的行動並不需要全面執行，但我們也不完全是從頭開始。我們希望這些提議可以刺激人們展開更緊急而全面的行動。

　　我希望在疫情過後，我們能夠以這些想法為基礎，針對人類健康的未來願景展開全新的對話。

後記

2021年8月23日，我們正要開始進行領導團隊在每
週一上午的例行會議。就在大家集合、就座的時候，當時
恰好是8點59分，我收到一封來自艾麗莎‧哈金斯‧塔爾
（Elisa Harkins Tull）的電子郵件。艾麗莎是我們全球法規
部門的資深總監，她來信告訴我，關於我們在賓州科利奇
維爾區生產基地的那支疫苗，她在信件標題上直指重點：
「COMIRNATY（新冠肺炎mRNA疫苗）的生物製劑申請許
可（Biologics License Application，簡稱BLA）已經獲得核
准」。艾麗莎還說：

親愛的全體同仁：

謹代表輝瑞大藥廠與BNT公司法規團隊通知
您，COMIRNATY®（新冠肺炎mRNA疫苗）的生

物製劑申請許可已經獲得核准，可用於16歲及以上人群！！！這是我們的新冠疫苗以全面授權為目標所取得的第一個核准。核准文件請見附檔。

　　沒想到我們能夠神速達成這個目標。這不是因為疫苗的生物製劑申請許可所需的證據資料比較少、比較輕鬆，也不是因為我們在審查時偷工減料。我們能在這麼短的時間內達成是因為輝瑞、BNT與美國食品藥物管理局人員的貢獻、決心，以及夜以繼日的努力。

- 5月6日，生物製劑申請許可初次送件。
- 5月18日完成送件，正式進入審查流程。
- 申請許可獲得優先審核指定資格，審核結果最晚將於2022年1月18日宣告。
- 8月23日，今日獲得核准！

　　此外，緊急使用授權已經核准12至15歲青少年接種我們的疫苗，而年滿12歲、免疫功能低下的族群亦可接種第三劑。這表示當我們的疫苗上

市後，這些族群可以接種商品名為「COMIRNATY
」的疫苗。

　　我在此向所有為了這支疫苗全力以赴的同仁
致敬，你們的努力已經立下一個重要里程碑。

　　恭喜大家！！！

　　公司裡有431人都收到這封信。那一年不久之前，為了
簡化作業，避免電子信箱郵件過多，我才立下一項新規定，
請同仁回信時不要「全部回覆」。然而，在這樣令人狂喜的
時刻，許多人也就顧不了我的規定，紛紛全部回覆給所有
人，信上滿是驕傲和喜悅的訊息。我無法抱怨他們這麼做。

　　當然，全面核准在我們預料之中，不是驚喜。但是，
我先前沒有想到這件事的歷史意義有多大、多麼令人感動。
我立即寫了一封感謝信給全體輝瑞員工，之後又再寫了一封
信向光速計畫團隊的成員致謝，並且單獨寫信給那些付出百
分之兩百努力的人。我也寫信給執行領導團隊，特別稱讚他
們出色的表現。

執行領導團隊的各位夥伴：

這真是一段令人難以置信的旅程。早在2020年3月，我們決定研發新冠疫苗時，幾乎沒有人相信我們能在不到一年的時間內達成目標，更別提在18個月內就獲得美國食品藥物管理局的全面核准……但是你們做到了。你們相信我們的科學，相信輝瑞的人員，相信我們的使命，而且，你們相信彼此。

謝謝你們的領導、你們的卓越表現和彼此的友誼。沒有你們的專業、勇氣和犧牲奉獻，我們不可能在這麼短的時間內取得這麼多成果。這趟旅程還沒有結束，但是在這支團隊的帶領下，我確信科學終將獲勝！

感謝！

艾伯特

　　整整一天，我不知接了多少通電話、收到多少封電子郵件和感謝信，我的同事也是。這些來電和來信都教我感動不已。有一位父親來信說，孩子可以打疫苗，他終於放心了；有一位企業家則是向我們致敬，他沒想到一間傳統大藥廠能夠走在科學的尖端，神速行動。那天下午，我接受幾家媒體的採訪，其中一位採訪者是NBC新聞主播萊斯特・霍爾特（Lester Holt）；在過去幾個月內，我們已經訪談過很多次。

　　那天晚上，我回到家，靜靜的想了一會兒。我思考著，認為有兩件事讓我一生難忘。

　　第一件事是，我們在疫苗研製上能有重大突破，是因為我們這間民營公司驅動傑出的尖端科學，再加上政府單位的合作參與。難能可貴的是，這一年來，「mRNA」已經成為家喻戶曉的名詞，一般民眾追蹤科學的進展，有如關注運動賽事。重要的是，我們的社會必須繼續尊重科學、榮耀科學。對我來說，那些投入多年、甚至長達數十年時間研究科學與人類健康的科學家，總是在實驗室裡努力不懈，或是為了新發現而埋頭搜索數據，儘管他們通常默默無聞，卻都是偉大的英雄。我們必須繼續敬重他們。我期待有一天，學校裡的孩子們能熟悉這些科學家的名字和臉孔，就像他們對名人和運動明星那樣熟知。

我是真正徹底相信科學家的人，而且我很榮幸輝瑞董事會成員中有五位傑出的科學家，其中三位是我就任執行長後延攬而來。他們的加入使董事會更上一層樓。最近，我得知申請就讀醫學院的人數增加了，這個好消息令我欣慰。根據美國醫學院協會（American Association of Medical Colleges）的統計，「約有20間醫學院的申請入學人數至少增加達25％」。就像在911事件發生後，許多美國年輕人選擇從軍，為國服務，現今也有很多學子在疫情的衝擊之下，決定投身於科學和醫學領域。我為他們的崇高志向喝采，迫不及待想看到他們的成就。

在過去的18個月裡，「科學終將獲勝」已經成為輝瑞上下全體員工的神咒。我們把這句話印在T恤和口罩上，也張貼在總部的外牆，有時在光速會議結束時，我們會高喊這句話。我會持續將這句話當作我們的口號。

我們將永遠記住，商業界有能力做出積極的改變。企業扮演關鍵角色，是驅動創造的引擎，也是機會的管道。商業壓力要求商人迅速發現、採用新技術，提高效能和生產力。企業家精神和創新是相輔相成的力量。

有時，我會聽到年輕人說商業世界很黑暗。我也曾經年輕過，因此相當了解為什麼很多人都有這樣的誤解。不過，我在商業界30年的經歷顯示出，一間資源充足、領導有方、以解決方案為基礎的公司具有不可思議的力量。這也是驅使我離開學術界到輝瑞工作的原因，而且我不曾回頭。推動輝瑞的強大槓桿力量，迅速、獨立行動，就是我們成功的關鍵。

我將繼續積極參與美國商業圓桌會議（Business Roundtable）等組織以及各大論壇，並且利用這些機會和其他商界領袖見面。沒有人能永遠待在一間企業的頂峰，所以我們必須將眼光放遠，思索如何為更大的利益做出貢獻。我們必須要求公司做出重大承諾，並願意犧牲自我，尤其如果我們想要吸引一流人才，就更要這麼做。

我們也必須想辦法和世界各國政府合作。我們不能因為不願見到極端的黨派之爭和仇恨而把頭埋在沙子裡。我有機會和來自世界各國、各個政黨與政府的領導人見面，我認為這真是一大殊榮。每當我的電話響起，對方是某個國家的領導人或衛生官員來電為人民爭取疫苗，不管他們是在什麼時間打來，我總是不以為忤。正如前文所述，有幾位領導人現在已經成為我的好友。有鑑於我對政治與歷史的狂熱，我承認，我甚至會因此而感到興奮。

使科學界、民營企業、政府部門的重量級人物團結起來，齊心努力，這就是我們疫苗計畫成功的配方，也是解決未來其他危機的必要條件。

讓我感覺特別深刻的第二件事是，2021年8月23日，當我們的疫苗獲得核准的偉大時刻。這要歸功於早在疫情爆發前，我們在強化輝瑞文化上所做的多年努力，才能引導我們走上研製疫苗的道路。當時，我們只是把焦點放在創新，以及投資增加在數位科技與研究方面的資源。是的，這些投資都很重要。但最有影響力的變化是，培養以使命作為驅動力的文化。

在所有的企業中，忠於使命的公司往往會有更好的表現。當你遵循使命去行動，也就是在多個階層的組織中傳送明確的指導方針，驅使每一個人更接近目標，並且提高生產力。現在，以我們的情況而言，我們的使命就是拯救生命，而且這是一個崇高的目標。這會讓人更有熱情，更能團結起來。由於創造出這樣的文化，我們擁有正確的心態，使輝瑞能像小型生物科技公司那樣敏捷，為世界帶來突破性的疫苗，大幅改變許多人的生活。無論你是領導者或是團隊成員，我鼓勵各位在旅程中問自己下列三個問題：

- 我是否忠於自己的使命？
- 我的目標夠遠大嗎？
- 我是否具有正確的心態？

在我們把不可能變為可能的過程中，針對上述三個問題，我們團隊每一個人的答案都是肯定的。現在，公司裡每一個人都想在自己的專業領域，為人們的健康達成登月任務。我們夢想未來許多疾病很快就可以預防或是可以治癒。由於現在我們已經知道哪些事情有可能達成，因此大家都迫不及待。

我還可以繼續說下去……就像許多輝瑞同仁，我將在餘生不斷講述這些故事。在如此艱困的時期，我們能夠遵循使命跨越困難達成目標，真是無比光榮。

　　我想在最後回到本書的起點，也就是高齡97歲的前總統吉米‧卡特為本書所寫的精彩序文。他的一生成就驚人，還寫作超過30本書，對於只有寫過這一本書的我而言，這是難以想像的經驗。卡特總統曾在海軍服役，退役後成為一位成功的商人，並且踏上美國政壇的頂點。他是一位真正的人道主義者和慈善家，不只創立卡特中心，還和輝瑞合作為最貧困的人們提供醫療服務。他在國際仁人家園（Habitat for Humanity）擔任志工，也在主日學校教書長達數十年。我敬佩他，並從他的話語得到啟發：「我只有一條命，也只有一次機會，因此我得好好做點什麼……我的信念驅使我盡力去做能做的事，不論何時，不論何地，只要我竭盡所能，就能發揮影響力，改變世界。」我無比贊同這一番話。

　　本書中所有事件和經驗都是依照我的記憶、盡我所能忠實記錄下來。我在重述對話時，也盡可能喚起當時的感覺和意義，但這都是根據我的記憶所記錄下來的內容，而我不希望本書變成逐字記錄的文件。此外，我也請一些人閱讀這份手稿，在他們了解的範圍內，證實我的紀綠無誤。

　　2021年夏天，我在寫作這篇後記時，這個世界仍然在和新冠肺炎與各種變種病毒奮戰。輝瑞各個部門的領導者也還站在最前線，生產疫苗，供應全球民眾所需。這場人類大疫仍未落幕，狀況變化多端，我的故事也只是捕捉到其中的一刻。

謝辭

　　我從來沒想過自己會寫書。領導輝瑞研製出新冠疫苗為我帶來許多意想不到的機會，也因此擔負很大的責任。其中一項責任就是為未來的領導者描述這段旅程，記錄將近九萬名同事如何堅韌不拔、發揮創造力、犧牲奉獻才取得成功。我會寫《輝瑞登月任務》這本書，就是為了將他們的功績流傳下去。

　　首先也最重要的是，我要向光速計畫的成員表示衷心祝賀。這個大膽的行動把不可能成為可能。你們不只設定極高的目標，還奮力實現了目標。

　　感謝我們在BNT的新冠疫苗研發夥伴，尤其是吳沙忻和圖雷西。謝謝你們，能和你們一起踏上這條路，我實在與有榮焉。

我要謝謝輝瑞的執行領導團隊，你們在為疫苗做出貢獻的同時，每天依然在世界各地努力實踐我們的使命：持續創新以改變病患生命。你們是最棒的團隊，謝謝你們的合作，我滿心感激。

感謝輝瑞董事會在這場全球大流行期間賜予我智慧，並且一路以來都不斷的支持我。謝謝你們堅定不移的支持我們的願景。

謝謝為本書付出時間的輝瑞團隊：艾利克‧阿倫森（Eric Aaronson）、法蘭克‧布里蒙特（Frank Briamonte）、安德莉亞‧克里斯登森（Andrea Christensen）、戴娜‧甘斯曼（Dana Gandsman）、艾德‧哈納格（Ed Harnaga）、道格‧蘭克勒、黛博拉‧曼格涅（Debra Mangone）、安娜卡‧諾葛倫（Anneka Norgren）、莎莉‧蘇思曼以蒂芬妮‧特朗可（Tiffany Trunko）。我尤其感謝莎莉，她是我的合作夥伴，也是這項寫作計畫的推動者。

感謝我們的專業團隊，為了支持我的執行長工作，他們每天都發揮移山填海的精神。如果沒有這些同事的協助，就沒有這本書：米雪兒‧班德（Michele Bander）、戴娜・多提（Dana Dotti）、史帝夫・法斯基涅拉（Steve Fascianella）、莉莉・哈金姆（Lily Hakim）、桑妮雅・海斗爾（Sonia Heidel）、尤蘭達・萊爾（Yolanda Lyle）以及桃樂絲・歐瑪拉（Dorothy O'Mara）。

由衷感謝為這本書接受訪問的所有人：雅斯敏・阿戈斯蒂（Yasmeen Agosti）、譚雅・阿爾康（Tanya Alcorn）、珮優・莎妮・貝克、金姆・班卡（Kim Bencker）、莫伊・博爾拉、瑟麗絲・博爾拉、多娜・波伊絲（Donna Boyce）、法蘭克・達梅立歐、琳西・戴厄斯凱（Lindsay Dietschi）、米凱爾・多爾斯騰、菲利普・杜米澤、莉迪雅・方希卡、比爾・葛魯柏、艾德・哈納格、蘇珊・哈克菲爾德（Susan Hockfield）、黃瑋明、凱瑟琳・詹森、路易斯・裘達、約翰・路德維格、羅德・麥肯齊、麥克・麥德默特、凱文・納帕優（Kevin Nepveux）、達拉・理查森赫倫（Dara Richardson-Heron）、卡洛琳・羅恩（Caroline Roan）、瑪汀娜・萊爾（Martina Ryall）、蘇珊・舒爾曼（Susan Schuman）、約恩・希利伯（Jon Selib）以及約翰・楊恩（John Young）。

我也要感謝外部顧問提供專業的知識。克萊德希爾出版公司（Clyde Hill Publishing）的葛瑞格・肖爾（Greg

Shaw）、霍麗絲・海姆巴區（Hollis Heimbouch）與哈潑
柯林斯出版集團（HarperCollins）的團隊、莫利・葛利克
（Mollie Glick）與創意藝術家經紀公司（CAA）的團隊、
月桂策略公司（Laurel Strategies）的艾倫・福來許曼（Alan
Fleischmann）與他的同事。

最後，我也要謝謝每一位讀者。本書是我在一段不可
置信的高壓時期的回憶，儘管我已經力求正確，書中如有任
何錯誤，皆由我本人承擔。

〈我們和科學站在一起〉：
艾伯特・博爾拉給輝瑞
全體同仁的公開信

主旨：我們和科學站在一起

時間：2020年9月8日

親愛的同仁：

　　幾個世紀以來，疫苗已經拯救數百萬人的性命，改變歷史軌跡。其實，疫苗的重要性僅次於潔淨的水源，疫苗是人類為了健康所做的最重要投資。

　　就疫苗的研究和發展而言，輝瑞已經有豐富的歷史。130多年來，我們在根除或是幾乎斬除天花和小兒麻痺症等致命的傳染病上，扮演關鍵的角色。我們以嶄新的遞藥系統與技術為基礎，設計出創新的疫苗，有助於預防細菌感染。而今天，我們有希望能夠和其他生物製藥公司一起努力，成功開發出既安全又有效的疫苗，用以對付新冠病毒，再次創造歷史。

我們能夠成功開發疫苗，是因為根植於嚴謹的科學、對病人安全的承諾，以及我們和監管機關的密切合作，而且這些單位也和我們一樣，致力於科學的誠信。這些原則就像北極星，指引我們前行，努力研發出對抗新冠肺炎的mRNA疫苗和療法。在過程中，我們腳踏實地，絕對不會抄近路。

本著這樣的精神，輝瑞和其他疫苗研發單位共同簽署一份承諾書，表明我們將依照慣常的科學流程與監管協定，研發安全、有效且符合病人需求的藥品與疫苗。這次的聯合聲明補強輝瑞在3月中旬發布的「五點計畫」，當時我們呼籲業界進行史無前例的合作，共同對抗新冠肺炎。我為我們的產業感到無比的自豪，也為我們公司感到驕傲，因為這份承諾是由輝瑞構思、發起，並且邀請業界的領導者和我們站在一起。

今天，如同往常，輝瑞仍然將和科學站在一起，再次強調我們是依照科學原則來研發、測試新冠疫苗，不會為政治左右。我們呼籲每一個人，包括各位讀者，和我們一起履行這個承諾。

艾伯特　謹啟

參考資料

前言

- Centers for Disease Control and Prevention. "Polio Vaccination." Vaccines and Preventable Diseases. Updated May 4, 2018. https://www.cdc.gov/vaccines/vpd/polio/index.html.

- Dun & Bradstreet. "Array Biopharma Inc." D&B Business Directory. Updated January 1, 2019. https://www.dnb.com/business-directory/company-profiles.array_biopharma_inc.4784383beada038eadb66c22 32df9ddd.html.

- Hopkins, Jared S. "Mylan Deal Furthers Pfizer CEO's Bet on Patent-Protected Drugs." *The Wall Street Journal*. Updated July 29, 2019. https://www.wsj.com/articles/pfizer-to-merge-off-patent-drug-business-with-mylan-11564398516.

- Kennedy, John F. "John F. Kennedy Moon Speech-Rice Stadium." Johnson Space Center. September 12, 1962. https://er.jsc.nasa.gov/seh/ricetalk.htm.
- Kuchar, E., M. Karlikowska-Skwarnik, S. Han, and A. Nitsch- Osuch. "Pertussis: History of the Disease and Current Prevention Failure." In *Pulmonary Dysfunction and Disease*, edited by Mieczyslaw Pokorski, 77–82. Advances in Experimental Medicine and Biology. Cham, Switzerland: Springer International Publishing, 2016.
- Mazzucato, Mariana. *Mission Economy: A Moonshot Guide to Changing Capitalism.* New York: Harper Business, 2021.
- Merriam-Webster. "Moon shot." https://www.merriam-webster.com/dictionary/moon%20shot.
- Murray, Jessica. "Covid vaccine: UK woman becomes first in world to receive Pfizer jab." *The Guardian*. December 8, 2020. https://www.theguardian.com/world/2020/dec/08/coventry-woman-90-first-patient-to-receive-covid-vaccine-in-nhs-campaign.
- Pfizer. "Pfizer Reports Second-Quarter 2020 Results." Press release. Business Wire. July 28, 2020. https://www.businesswire.com/news/home/20200728005358/en/Pfizer-Reports-Second-Quarter-2020-Results.

- World Health Organization. *Novel Coronavirus (2019-nCoV) Situation Report-1.* January 21, 2020. https://apps.who.int/iris/bitstream/handle/10665/330760/nCoVsitrep21Jan2020-eng.pdf?sequence=3&isAllowed=y.
- World Health Organization. *Origin of SARS-CoV-2.* March 26, 2020. https://apps.who.int/iris/bitstream/handle/10665/332197/WHO-2019-nCoV-FAQ- Virus_origin-2020.1-eng.pdf.

第 1 章

- Acevedo, Nicole, and Minyvonne Burke. "Washington state man becomes first U.S. death from coronavirus." NBC News. February 29, 2020. https://www.nbcnews.com/news/us-news/1st-coronavirus-death-u-s-officials-say-n1145931.
- Centers for Disease Control and Prevention. "In the Absence of SARS-CoV Transmission Worldwide: Guidance for Surveillance, Clinical and Laboratory Evaluation, and Reporting." SARS Home. Updated May 3, 2005. https://www.cdc.gov/sars/surveillance/absence.html.
- C-SPAN. "President Trump Meeting with Pharmaceutical

Executives on Corona-virus." March 2, 2020. https://www.c-span. org/video/?469926-1/president- trump-meeting-pharmaceutical- executives- coronavirus.

- Greenwood, Brian. "The contribution of vaccination to global health: past, present and future." *Philosophical Transactions of the Royal Society* B 369, no. 1645 (June 2014). https://doi.org/10.1098/ rstb.2013.0433.

- Herper, Matthew. "In the race for a Covid-19 vaccine, Pfizer turns to a scientist with a history of defying skeptics—and getting results." Stat. August 24, 2020. https://www.statnews.com/2020/08/24/pfizer- edge-in-the-race-for-a-covid-19-vaccine-could-be-a-scientist-with- two-best-sellers-to-her-credit/.

- *Kathimerini*. "Delphi Economic Forum postponed because of coronavirus fears." February 29, 2020. https://www.ekathimerini. com/news/250087/delphi-economic-forum-postponed-because-of- coronavirus-fears/.

- LeDuc, James W., and M. Anita Barry. "SARS, the First Pandemic of the 21st Century." *Emerging Infectious Diseases* 10, no. 26 (November 2004). https://doi.org/10.3201/eid1011.040797_02.

- Li, Shan, and Joyu Wang. "Wuhan Coronavirus Hospitals Turn

Away All but Most Severe Cases." *The Wall Street Journal*. Updated February 5, 2020. https://www.wsj.com/articles/united-american-airlines-suspend-hong-kong-service-as-coronavirus-saps-demand-11580897463.

- Office of Disease Prevention and Health Promotion. "Immunization and Infectious Diseases." Healthy People 2020. Updated June 23, 2021. https://www.healthypeople.gov/node/3527/data-details.%C2%A0Accessed.

- Okwo-Bele, Jean- Marie. "Together we can close the immunization gap." World Health Organization Media Centre. April 22, 2015. https://apps.who.int/mediacentre/commentaries/vaccine-preventable-diseases/en/index.html.

- Pfizer. "Kathrin U. Jansen, Ph.D." https://www.pfizer.com/people/medical-experts/vaccinations/kathrin_jansen-phd.

- Pfizer. "Mikael Dolsten, M.D./Ph.D." https://www.pfizer.com/people/leadership/executives/mikael_dolsten-md-phd.

- UNICEF. "UNICEF reaches almost half of the world's children with life-saving vaccines." Press release. April 26, 2017. https://www.unicef.org/press-releases/unicef-reaches-almost-half-worlds-children-life-saving-vaccines.

- Vaccines Europe. *Improving Access and Convenience to Vaccination*. June 2018. https://www.vaccineseurope.eu/wp-content/uploads/2018/06/VE-Flu-Vaccination-Access-Pharmacies-0506018-FIN-FIN.pdf.
- World Health Organization. "Middle East respiratory syndrome coronavirus (MERS- CoV)." Newsroom. March 11, 2019. https://www.who.int/news-room/fact-sheets/detail/middle-east-respiratory-syndrome-coronavirus- (mers-cov).
- World Health Organization. "Vaccines and immunization." https://www.who.int/health-topics/vaccines-and-immunization.

第2章

- BioNTech. "BioNTech Signs Collaboration Agreement with Pfizer to Develop mRNA based Vaccines for Prevention of Influenza." News release. August 16, 2018. https://investors.biontech.de/news-releases/news-release-details/biontech-signs-collaboration-agreement-pfizer-develop-mrna-based.
- BioNTech. "Our Vision." https://biontech.de/our-dna/vision.
- Cohen, Jon. "Chinese researchers reveal draft genome of virus

implicated in Wuhan pneumonia outbreak." *Science.* Updated January 11, 2020. https://www.sciencemag.org/news/2020/01/ chinese-researchers-reveal-draft-genome-virus-implicated-wuhan-pneumonia-outbreak.

- Dormitzer, Philip. "Rapid production of synthetic influenza vaccines." *Current Topics in Microbiology and Immunology* 386 (2015): 237–73. https://doi.org/10.1007/82_2014_399.

- Geall, Andrew, Ayush Verma, Gillis R. Otten, Christine A. Shaw, Armin Hekele, Kaustuv Banerjee, Yen Cu, et al. "Nonviral Delivery of Self-Amplifying RNA Vaccines." *Proceedings of the National Academy of Sciences* 109, no. 36 (September 4, 2012): 14604–9. https://doi.org/10.1073/pnas.1209367109.

- Marshall, Heather D., and Vito Iacoviello. "mRNA Vaccines for COVID-19—How Do They Work?" *EBSCO Health Notes.* Updated March 16, 2021. https://www.ebsco.com/blogs/health-notes/mrna-vaccines-covid-19-how-do-they-work.

- Pardi, Norbert, Michael J. Hogan, Frederick W. Porter, and Drew Weissman. "mRNA Vaccines—A New Era in Vaccinology." *Nature Reviews Drug Discovery* 17 (2018): 261–79. https://doi.org/10.1038/nrd.2017.243.

- Pfizer. "Pfizer and BioNTech Announce Further Details on Collaboration to Accelerate Global COVID-19 Vaccine Development." Press release. April 9, 2020. https://www.pfizer.com/news/press-release/press-release-detail/pfizer-and-biontech-announce-further-details-collaboration.
- Pfizer. "Pfizer and BioNTech Reach Agreement with Covax for Advance Purchase of Vaccine to Help Combat COVID-19." Press release. January 22, 2021. https://www.pfizer.com/news/press-release/press-release-detail/pfizer-and-biontech-reach-agreement-covax-advance-purchase.
- Pfizer. "William C. Gruber, M.D., FAAP, FIDSA." https://www.pfizer.com/people/medical-experts/vaccinations/william_gruber-md-faap-fidsa-0.

第3章

- Centers for Disease Control and Prevention. "1918 Pandemic Influenza: Three Waves." Updated May 11, 2018. https://www.cdc.gov/flu/pandemic-resources/1918-commemoration/three-waves.htm.
- The College of Physicians of Philadelphia. "Vaccine Development,

Testing, and Regulation." The History of Vaccines. Updated January 17, 2018. https://ftp.historyofvaccines.org/content/articles/vaccine-development-testing-and-regulation.

- David, Sharoon, and Paras B. Khandhar. "Double-Blind Study." In *StatPearls*. Treasure Island (FL): StatPearls Publishing, 2021. https://www.ncbi.nlm.nih.gov/books/NBK546641/.

- US Department of Health and Human Services, Food and Drug Administration, Center for Biologics Evaluation and Research. *Development and Licensure of Vaccines to Prevent COVID-19: Guidance for Industry*. June 2020. https://www.fda.gov/media/139638/download.

- US Department of Health and Human Services, Food and Drug Administration, Center for Biologics Evaluation and Research. *Emergency Use Authorization for Vaccines to Prevent COVID-19: Guidance for Industry*. May 25, 2021. https://www.fda.gov/media/142749/download.

- US Food and Drug Administration. "Coronavirus (COVID-19) Update: FDA Takes Action to Help Facilitate Timely Development of Safe, Effective COVID-19 Vaccines." Press release. June 30, 2020. https://www.fda.gov/news-events/press-announcements/coronaviruscovid-19-update-fda-takes-action-help-facilitate-timely-development-safe-effective-covid.

第4章

- Hopkins, Jared S. "How Pfizer Delivered a Covid Vaccine in Record Time: Crazy Deadlines, a Pushy CEO." *The Wall Street Journal*. December 11, 2020. https://www.wsj.com/articles/how-pfizer-delivered-a-covid-vaccine-in-record-time-crazy-deadlines-a-pushy-ceo-11607740483.

- Johnson, Carolyn Y. "Large U.S. covid-19 vaccine trials are halfway enrolled, but lag on participant diversity." *The Washington Post*. August 27, 2020. https://www.washingtonpost.com/health/2020/08/27/large-us-covid-19-vaccine-trials-are-halfway-enrolled-lag-participant-diversity/.

- Pfizer. "About our Landmark Trial." 2021. https://www.pfizer.com/science/coronavirus/vaccine/about-our-landmark-trial.

- Pfizer. "BioNTech and Pfizer announce regulatory approval from German authority Paul-Ehrlich-Institut to commence first clinical trial of COVID-19 vaccine candidates." Press release. April 22, 2020.

https://www.pfizer.com/news/press-release/press-release-detail/
biontech_and_pfizer_announce_regulatory_approval_from_german_
authority_paul_ehrlich_institut_to_commence_first_clinical_trial_of_
covid_19_vaccine_candidates.

- Pfizer. "Commitment to Diversity." Coronavirus COVID-19 Vaccine
Updates. 2021. https://www.pfizer.com/science/coronavirus/vaccine/
rapid-progress.

- Pfizer. "Our Values and Culture." 2019. https://www.pfizer.com/sites/
default/files/investors/financial_reports/annual_reports/2019/our-
purpose/our-values-and-culture/index.html.

- Pfizer. 2016 Annual Review. February 2017. https://www.pfizer.com/
sites/default/files/investors/financial_reports/annual_reports/2016/
assets/pdfs/pfi2016ar-full-report.pdf.

- Redd, Nola Taylor. "How Fast Does Light Travel? | The Speed of
Light." Space.com. March 6, 2018. https://www.space.com/15830-
light- speed.html.

- Rottas, Melinda, Peter Thadeio, Rachel Simons, Raven Houck,
David Gruben, David Keller, David Scholfield, et al. "Demographic
diversity of participants in Pfizer sponsored clinical trials in the
United States." *Contemporary Clinical Trials* 106 (July 2021):

106421. https://doi.org/10.1016/j.cct.2021.106421.

- Treisman, Rachel. "Outpacing The U.S., Hard- Hit Navajo Nation Has Vaccinated More Than Half Of Adults." NPR. April 26, 2021. https://www.npr.org/sections/coronavirus-live-updates/2021/04/26/990884991/outpacing-the-u-s-hard-hit-navajo-nation-has-vaccinated-more-than-half-of-adults.
- US Census Bureau. "QuickFacts." 2019. https://www.census.gov/quickfacts/fact /table/US/RHI725219.

第5章

- Bosman, Julie, Audra D. S. Burch, and Sarah Mervosh. "One Day in America: More Than 121,000 Coronavirus Cases." *The New York Times*. November 5, 2020. https://www.nytimes.com/2020/11/05/us/covid-one-day-in-america.html.
- Dreisbach, Tom. "Pfizer CEO Sold Millions In Stock After Coronavirus Vaccine News, Raising Questions." NPR. November 11, 2020. https://www.npr.org/2020/11/11/933957580/pfizer-ceo-sold-millions-in-stock-after-coronavirus-vaccine-news-raising-questio.
- Mueller, Benjamin. "U.K. Approves Pfizer Coronavirus Vaccine, a

First in the West." *The New York Times*. December 2, 2020. https:// www.nytimes.com/2020/12/02/world/europe/pfizer-coronavirus-vaccine-approved-uk.html.

第6章

- Pfizer. "Pfizer and BioNTech Announce Vaccine Candidate Against COVID-19 Achieved Success in First Interim Analysis from Phase 3 Study." Press release. November 9, 2020. https://www.pfizer.com/news/press-release/press-release-detail/pfizer-and-biontech-announce-vaccine-candidate-against.
- Pfizer. "Pfizer and BioNTech Receive Authorization in the European Union for COVID-19 Vaccine." Press release. December 21, 2020. https://www.pfizer.com/news/press-release/press-release-detail/pfizer-and-biontech-receive-authorization-european-union.
- Rosen, Bruce, Ruth Waitzberg, and Avi Israeli. "Israel's rapid rollout of vaccinations for COVID-19." *Israel Journal of Health Policy Research* 10, no. 6 (January 6, 2021). https://doi.org/10.1186/s13584-021-00440-6.
- Sweet, Jesse, dir. "Mission Possible: The Race for a Vaccine."

National Geographic CreativeWorks: Washington, DC, 2021. Aired March 11, 2021, on National Geographic. https://www.youtube.com/watch?v=jbZUZ9JYNBE.

- US Food and Drug Administration. "Pfizer-BioNTech COVID-19 Vaccine." https://www.fda.gov/emergency-preparedness-and-response/coronavirus-disease-2019-covid-19/pfizer-biontech-covid-19-vaccine.

- World Health Organization. COVID-19 Weekly Epidemiological Update. November 17, 2020. https://www.who.int/docs/default-source/coronaviruse/situation-reports/weekly-epi-update-14.pdf.

- World Health Organization. "WHO issues its first emergency use validation for a COVID-19 vaccine and emphasizes need for equitable global access." Press release. December 31, 2020. https://www.who.int/news/item/31-12-2020-who-issues-its-first-emergency-use-validation-for-a-covid-19-vaccine-and-emphasizes-need-for-equitable-global-access.

第7章

- BBC News. "Covid-19: First man to get jab William Shakespeare dies of unrelated illness." May 25, 2021. https://www.bbc.com/news/uk-england-coventry-warwickshire-57234741.

- Boucher, Dave, Kristen Jordan Shamus, and Todd Spangler. "Biden postpones visit to Pfizer facility in Portage until Friday." *Detroit Free Press*. February 17, 2021. https://www.freep.com/story/news/politics/2021/02/17/joe-biden-pfizer-facility-portage/6785063002/.
- Burger, Ludwig. "BioNTech-Pfizer raise 2021 vaccine output goal to 2.5 billion doses." Reuters. March 30, 2021. https://www.reuters.com/article/us-health-coronavirus-biontech-target/biontech-pfizer-raise-2021-vaccine-output-goal-to-2–5-billion-doses-idUSKBN2BM1BW.
- Bush, Evan, and Sandi Doughton. "Front- line medical workers get first doses of coronavirus vaccine in Seattle." *The Seattle Times*. Updated December 16, 2020. https://www.seattletimes.com/seattle-news/health/front-line-medical-workers-get-first-doses-of-coronavirus-vaccine-in-seattle/.
- Cha, Ariana Eunjung, Brittany Shammas, Ben Guarino, and Jacqueline Dupree. "Record numbers of covid-19 patients push hospitals and staffs to the limit." *The Seattle Times*. December 16, 2020. https://www.seattletimes.com/nation-world/nation/record-numbers-of-covid-19-patients-push-hospitals-and-staffs-to-the-limit/.

- Choi, Candace, and Michelle R. Smith. "States ramp up for biggest vaccination effort in US history." *The Seattle Times*. Updated November 13, 2020. https://www.seattletimes.com/seattle-news/ health/states-ramp-up-for-biggest-vaccination-effort-in-us-history/.
- Cott, Emma, Elliot deBruyn, and Jonathan Corum. "How Pfizer Makes Its Covid-19 Vaccine." *The New York Times*. April 28, 2021. https://www.nytimes.com/interactive/2021/health/pfizer-coronavirus-vaccine.html.
- CVS. "CVS Health surpasses 10 million COVID-19 vaccine doses administered." Press release. April 1, 2021. https://cvshealth.com/ news-and-insights/press-releases/cvs-health-surpasses-10-million-covid-19-vaccine-doses.
- Griffin, Riley. "Pfizer to Deliver U.S. Vaccine Doses Faster Than Expected." *Bloomberg*. January 26, 2021. https://news.bloomberglaw. com/health-law-and-business/pfizer-to-deliver-u-s-vaccine-doses-faster-than-expected-ceo.
- Hess, Corrinne. "Pfizer's Pleasant Prairie Facility Could Supply Western US With Coronavirus Vaccine." Wisconsin Public Radio. December 9, 2020. https://www.wpr.org/pfizers-pleasant-prairie-facility-could-supply-western-us-coronavirus-vaccine.

- Johnson, Carolyn Y. "A vial, a vaccine and hopes for slowing a pandemic—how a shot comes to be." *The Washington Post*. November 17, 2020. https://www.washingtonpost.com/health/2020/11/17/coronavirus-vaccine-manufacturing/.
- Lowe, Derek. "RNA Vaccines And Their Lipids." *In the Pipeline* (blog). *Science Translational Medicine*. January 11, 2021. https://blogs.sciencemag.org/pipeline/archives/2021/01/11/rna-vaccines-and-their-lipids.
- Lupkin, Sydney. "Pfizer's Coronavirus Vaccine Supply Contract Excludes Many Taxpayer Protections." NPR. November 24, 2020. https://www.npr.org/sections/health-shots/2020/11/24/938591815/pfizers-coronavirus-vaccine-supply-contract-excludes-many-taxpayer-protections.
- Madani, Doha. "First trucks with Covid-19 vaccine roll out of Pfizer plant in Michigan." NBC News. December 13, 2020. https://www.nbcnews.com/news/us-news/first-trucks-covid-19-vaccine-roll-out-pfizer-plant-michigan-n1251037.
- Mahase, Elisabeth. "Vaccinating the UK: How the Covid Vaccine Was Approved, and Other Questions Answered." *BMJ* 371 (December 9, 2020): m4759. https://doi.org/10.1136/bmj.m4759.

- Mehta, Chavi. "Lyft, CVS Health partner to increase access to COVID-19 vaccines." Reuters. February 19, 2021. https://www.reuters.com/business/healthcare-pharmaceuticals/lyft-cvs-health-partner-increase-access-covid-19-vaccines-2021-02-19/.
- Moutinho, Sofia. "Syringe size and supply issues continue to waste COVID-19 vaccine doses in United States." *Science*. March 26, 2021. https://www.sciencemag.org/news/2021/03/syringe-size-and-supply-issues-continue-waste-covid-19-vaccine-doses-united-states.
- O'Donnell, Carl. "Why Pfizer's ultra-cold COVID-19 vaccine will not be at the local pharmacy any time soon." Reuters. November 9, 2020. https://www.reuters.com/article/health-coronavirus-vaccines-distribution/why-pfizers-ultra-cold-covid-19-vaccine-will-not-be-at-the-local-pharmacy-any-time-soon-idUSKBN27P2VP.
- Park, Alice. "The First Authorized COVID-19 Vaccine in the U.S. Has Arrived." *Time*. December 11, 2020. https://time.com/5920134/first-authorized-covid-19-vaccine-us/.
- Pfizer. "COVID-19 Vaccine U.S. Distribution Fact Sheet." November 2020. https://www.pfizer.com/news/hot-topics/covid_19_vaccine_u_s_distribution_fact_sheet.
- Pfizer. "Pfizer and BioNTech to Supply the U.S. with 100 Million

Additional Doses of COVID-19 Vaccine." Press release. December 3, 2020. https://www.pfizer.com/news/press-release/press-release-detail/ pfizer-and-biontech-supply-us-100-million-additional-doses.

- Pfizer. "Pfizer Announces Agreement with Gilead to Manufacture Remdesivir for Treatment of COVID-19." Press release. August 7, 2020. https://www.pfizer.com/news/press-release/press-release-detail/ pfizer-announces-agreement-gilead-manufacture-remdesivir.

- Romo, Vanessa. "Some Vials Of COVID-19 Vaccine Contain Extra Doses, Expanding Supply, FDA Says." NPR. December 16, 2020. https://www.npr.org/sections/coronavirus-live-updates/2020/12/16/947386411/some-vials-of-covid-19-vaccine-contain-extra-doses-expanding-supply.

- Routledge. "John D Ludwig." https://www.routledge.com/authors/ i3183-john-ludwig#.

- Rowland, Christopher. "Biden wants to squeeze an extra shot of vaccine out of every Pfizer vial. It won't be easy." *The Washington Post*. January 22, 2021. https://www.washingtonpost.com/ business/2021/01/22/pfizer-vaccine-doses-syringes/.

- Rowland, Christopher. "Inside Pfizer's race to produce the world's biggest supply of covid vaccine." *The Washington Post*. June 16,

2021. https://www.washingtonpost.com/business/2021/06/16/pfizer-vaccine-engineers-supply/.

- Rowland, Christopher. "Pfizer spent months working to extract sixth dose from vials as vaccine production shortfalls loomed." *The Washington Post*. February 3, 2021. https://www.washingtonpost.com/business/2021/02/03/pfizer- vaccine- syringes- doses/.

- Rubicon Science. "Knauer develops Impingement Jet Mixing Technology for the production of mRNA-filled nanoparticles." April 20, 2021. https://rubiconscience.com.au/2021/04/20/knauer-develops-impingement-jets-mixing-technology-for-the-production-of-mrna-filled-nanoparticles/.

- Shadburne, Sarah. "UPS ships out first round of Covid-19 vaccines from Louisville." *Louisville Business First*. December 14, 2020. https://www.bizjournals.com/louisville/news/2020/12/14/ups-ships-out-first-round-of-covid-vaccines-from.html.

- Stares, Justin. "The beer and beauty fame of the Belgian town that is about to save the world." *Daily Mail*. November 14, 2020. https://www.dailymail.co.uk/news/article-8950061/The-beer-beauty-fame-Belgian-town-save-world.html.

- Taliaferro, Lanning. "Rockland Coronavirus: Restrictions Imposed

In 4 New Hot Spots." *Patch*. November 19, 2020. https://patch.com/
new-york/pearlriver/rockland-coronavirus-restrictions-imposed-4-
new-hot-spots.

- Thomas, Katie, Sharon LaFraniere, Noah Weiland, Abby Goodnough,
and Maggie Haberman. "F.D.A. Clears Pfizer Vaccine, and Millions
of Doses Will Be Shipped Right Away." *The New York Times*.
December 11, 2020. https://www.nytimes.com/2020/12/11/health/
pfizer-vaccine-authorized.html. Excerpt from *The New York Times*.
© 2020 The New York Times Company. All rights reserved. Used
under license.

- Weintraub, Karen, and Elizabeth Weise. "The sprint to create a
COVID-19 vaccine started in January. The finish line awaits." *USA
Today*. Updated September 12, 2020. https://www.usatoday.com/in-
depth/news/health/2020/09/11/covid-vaccine-trials-update-timeline-
companies-progress-phases/3399557001/.

- World Health Organization. "Tozinameran COVID-19 mRNA
Vaccine (nucleoside modified)—COMIRNATY® (Pfizer–BioNTech)
Training." January 27, 2021. https://cdn.who.int/media/docs/default-
source/immunization/covid-19/pfizer-specific-training_full-deck_27-
january-final.pdf.

第8章

- Bourla, Albert. "An Open Letter from Pfizer Chairman and CEO to Colleagues." Pfizer. May 7, 2021. https://www.pfizer.com/news/hot-topics/why_pfizer_opposes_the_trips_intellectual_property_waiver_for_covid_19_vaccines.

- Britannica. "Ursula von der Leyen." https://www.britannica.com/biography/Ursula-von-der-Leyen.

- Centers for Disease Control and Prevention. "CDC Vaccine Price List." Updated July 1, 2021. https://www.cdc.gov/vaccines/programs/vfc/awardees/vaccine-management/price-list/index.html#adult.

- Centers for Disease Control and Prevention. "Vaccine Effectiveness: How Well Do the Flu Vaccines Work?" Updated May 6, 2021. https://www.cdc.gov/flu/vaccines- work/vaccineeffect.htm.

- Cooper, Ryan. "Trump's jaw-dropping vaccine screwup." *The Week*. December 9, 2020. https://theweek.com/articles/953941/trumps-jawdropping-vaccine-screwup.

- Das, Krishna. "India delays big exports of AstraZeneca shot, as infections surge." Reuters. March 24, 2021. https://www.reuters.com/article/health-coronavirus-india-vaccine-exclusi-idINKBN2BG27D.

- *The Economist*. "India's Covid-19 Crisis Has Spiralled out of

Control." May 3, 2021. https://www.economist.com/graphic-detail/2021/05/03/indias-covid-19-crisis-has-spiralled-out-of-control.

- Gaurav, Kunal. "Covid-19 travel ban: These countries have restricted flights to and from India." *Hindustan Times*. May 4, 2021. https://www.hindustantimes.com/world-news/covid19-travel-ban-these-countries-have-restricted-flights-to-and-from-india-101620125693859.html.

- LaFraniere, Sharon, and Zach Montague. "Pfizer Seals Deal With U.S. for 100 Million More Vaccine Doses." *The New York Times*. December 23, 2020. https://www.nytimes.com/2020/12/23/us/politics/pfizer-vaccine-doses-virus.html.

- Lupkin, Sydney. "Defense Production Act Speeds Up Vaccine Production." NPR. March 13, 2020. https://www.npr.org/sections/health-shots/2021/03/13/976531488/defense-production-act-speeds-up-vaccine-production.

- Lupkin, Sydney. "U.S. Government May Find It Hard To Get More Doses Of Pfizer's COVID-19 Vaccine." NPR. December 10, 2020. https://www.npr.org/sections/health-shots/2020/12/10/944857395/us-government-may-find-it-hard-to-get-more-doses-of-pfizers-covid-19-vaccine.

- Office of the United States Trade Representative. "Statement from Ambassador Katherine Tai on the Covid-19 Trips Waiver." Press release. May 5, 2021. https://ustr.gov/about-us/policy-offices/press-office/press-releases/2021/may/statement-ambassador-katherine-tai-covid-19-trips-waiver.
- Pfizer. "Angela Hwang." https://www.pfizer.com/people/leadership/executives/angela_hwang.
- Pfizer. "Pfizer and BioNTech Celebrate Historic First Authorization in the US of Vaccine to Prevent Covid-19." Press release. December 11, 2020. https://www.pfizer.com/news/press-release/press-release detail/pfizer-and-biontech-celebrate-historic-first-authorization.
- Pfizer. "Pfizer and BioNTech Reach Agreement With Covax For Advance Purchase of Vaccine to Help Combat COVID-19." Press release. January 22, 2021. https://www.pfizer.com/news/press-release/press-release-detail/pfizer-and-biontech-reach-agreement-covax-advance-purchase.
- Phartiyal, Sankalp, and Alasdair Pal "India's daily COVID-19 cases pass 400,000 for first time as second wave worsens." Reuters. Updated April 30, 2021. https://www.reuters.com/world/asia-pacific/india-posts-record-daily-rise-covid-19-cases-401993-2021-05-01/.

- Reuters. "African Union drops AstraZeneca vaccine, which COVAX will supply." April 8, 2020. https://www.reuters.com/article/uk-health-coronavirus-africa/african-union-drops-astrazeneca-vaccine-which-covax-will-supply-idUSKBN2BV19H.

- Reuters. "Pfizer- BioNTech to provide 1 bln vaccines to poorer nations this year." May 21, 2021. https://www.reuters.com/article/health-coronavirus-pfizer-vaccine/rpt-pfizer-biontech-to-provide-1-bln-vaccines-to-poorer-nations-this-year-idUSL5N2N83AQ.

- Shear, Michael D., and David E Sanger. "Biden Aims to Bolster U.S. Alliances in Europe, but Challenges Loom." *The New York Times*. Updated June 11, 2021. https://www.nytimes.com/2021/06/09/us/politics/biden-europe-g7.html. Excerpt from *The New York Times*. © 2020 The New York Times Company. All rights reserved. Used under license.

- Stacey, Kiran. "Jeff Zients: the 'Mr Fix It' in charge of tackling the US Covid crisis." *Financial Times*, January 20, 2021. https://www.ft.com/content/b52ca23e-d244-498b-8199-5f7bd3f64177.

- Stearns, Jonathan, Alberto Nardelli, and Nikos Chrysoloras. "Faced With Vaccine Shortages, EU Set to Impose Export Controls." Bloomberg. January 28, 2021. https://www.bloomberg.com/news/

articles/2021–01–28/europe-opens-door-to-vaccine-export-ban-risking-global-backlash.

- US Department of Health and Human Services. "Fact Sheet: Explaining Operation Warp Speed." December 21, 2020. https://public3.pagefreezer.com/content/HHS.gov/31-12-2020T08:51/https:/www.hhs.gov/about/news/2020/06/16/fact-sheet-explaining-operation-warp-speed.html.

- US Embassy & Consulates in the United Kingdom. "COVID-19 Information." https://uk.usembassy.gov/covid-19-coronavirus-information/.

- Twohey, Megan, Ketin Collins, and Katie Thomas. "With First Dibs on Vaccines, Rich Countries Have 'Cleared the Shelves.'" *The New York Times*. Updated December 18, 2020. https://www.nytimes.com/2020/12/15/us/coronavirus-vaccine-doses-reserved.html.

- *The Week*. "Tregenna Castle: inside the Cornwall resort hosting G7 summit leaders." June 10, 2021. https://www.theweek.co.uk/news/uk-news/953111/inside-tregenna-castle-resort-where-world-leaders-will-stay-for-g7.

- Weixel, Nathaniel. "US comes under pressure to share vaccines with rest of world." *The Hill*. March 14, 2021. https://thehill.com/policy/

healthcare/543004-us-comes-under-pressure-to-share-vaccines-with-rest-of-world.

- World Bank. "The World Bank Atlas method—detailed methodology." https://datahelpdesk.worldbank.org/knowledgebase/articles/378832-what-is-the world-bank-atlas-method.
- World Bank. "The World by Income and Region." World Development Indicators. 2020. https://datatopics.worldbank.org/world-development-indicators/the-world-by-income-and-region.html.
- World Health Organization. "Biography: Dr Tedros Adhanom Ghebreyesus." https://www.who.int/director-general/biography.
- World Health Organization. "Dr Tedros takes office as WHO Director-General." Press release. July 1, 2017. https://www.who.int/news/item/01–07–2017-dr-tedros-takes-office-as-who-director-general.
- World Health Organization. "What is the ACT- Accelerator." https://www.who.int/initiatives/act- accelerator/about.
- World Health Summit. "Albert Bourla." https://www.worldhealthsummit.org/speaker-view.html?tx_glossary2_glossary%5Bglossary%5D=497&tx_glossary2_glossary%5Baction%5D=show&tx_glossary2_glossary%5Bcontroller%5D=Gl

ossary&cHash=4c5aa69f2ebf2b540822f6a2d525bfd8.

- World Trade Organization. "Export Controls and Export Bans over the Course of the Covid-19 Pandemic." Press release. April 29, 2020. https://www.wto.org/english/tratop_e/covid19_e/bdi_covid19_e.pdf.
- World Trade Organization. "Overview: the TRIPS Agreement." https://www.wto.org/english/tratop_e/trips_e/intel2_e.htm.

第9章

- Aljazeera. "As Olympics begin, Japan rolls out red carpet for Pfizer CEO." July 23, 2021. https://www.aljazeera.com/economy/2021/7/23/japan-rolls-out-red-carpet-for-pfizer-ceo-to-ensure-jab-delivery.
- Baron, John. "The Life of Edward Jenner, M.D., LL.D., F.R.S., Physician Extraordinary to His Majesty George IV., Foreign Associate of the National Institute of France, With Illustrations of His Doctrines, and Selections from His Correspondence." *Edinburgh Medical and Surgical Journal* 51, no. 139 (April 1, 1839): 500–527.
- Biden, Joseph R. "Inaugural Address by President Joseph R. Biden, Jr." Speech. Washington, DC. January 20, 2021. https://www.

whitehouse.gov/briefing-room/speeches-remarks/2021/01/20/
inaugural-address-by-president-joseph-r-biden-jr/.

- Department of Health and Social Care. "UK COVID-19 vaccines
  delivery plan." Gov.uk. Updated January 13, 2021. https://www.gov.
  uk/government/publications/uk- covid-19-vaccines-delivery-plan/uk-
  covid-19-vaccines-delivery-plan.

- Guarascio, Francesco. "EU to shortly sign world's largest vaccine
  deal with Pfizer." Reuters. April 23, 2021. https://www.reuters.com/
  business/healthcare-pharmaceuticals/eu-seals-deal-with-pfizer-
  biontech-up-18-bln-doses-vaccine-eu-official-2021-04-23/.

- International Olympic Committee. "Who was Pierre de Coubertin?"
  April 28, 2021. https://olympics.com/ioc/faq/history-and-origin-of-
  the-games/who-was-pierre-de-coubertin.

- Jenner Institute. "About Edward Jenner." https://www.jenner.ac.uk/
  about/edward-jenner.

- Johnson, Boris. "Excellent conversation with Albert Bourla
  yesterday." LinkedIn. January 14, 2021. https://www.linkedin.com/
  posts/boris-johnson_excellent-conversation-with-albert-bourla-
  activity-6755790234409021440-BfMU/.

- Lentz, Thierry. "Talking Point with Thierry Lentz: Vaccination: When

Napoleon Declared War on Smallpox." Napoleon.org. https://www.
napoleon.org/en/history-of-the-two-empires/articles/talking-point
with-thierry-lentz-vaccination-when-napoleon-declared-war-on-
smallpox/.

- Maan, Anurag, Shaina Ahluwalia, and Kavya B. "Global coronavirus
cases exceed 50 million after 30-day spike." Reuters. November 8,
2020. https://www.reuters.com/article/health-coronavirus-global-
cases/global-coronavirus-cases-exceed-50-million-after-30-day-
spike-idUSKBN27O0IO.

- Navajo Nation OPVP Communications. "Live Town Hall Meeting
with Dr. Albert Bourla 12.24.20." YouTube. Streamed live December
24, 2020. https://www.youtube.com/watch?v=wjscKbMSuUk.

- Obrador, Andrés Manuel López. "Presidente afianza con Pfizer
compromiso de entrega de vacunas." Press release. January 19, 2021.
https://lopezobrador.org.mx/2021/01/19/presidente-afianza-con-
pfizer-compromiso-de-entrega-de-vacunas/.

- Pfizer. "Pfizer and BioNTech to Provide COVID-19 Vaccine Doses
for Olympic Athletes at the 2020 Tokyo Games." Press release. May 6,
2021. https://www.pfizer.com/news/press-release/press-release-detail/
pfizer-and-biontech-provide-covid-19-vaccine-doses-olympic.

- Rickert, Levi. "Navajo Nation President Spoke with Pfizer CEO about Vaccine on Wednesday." Native News Online. December 9, 2020. https://nativenewsonline.net/currents/navajo-nation-president-spoke-with-pfizer-ceo-about-vaccine-on-wednesday.
- Shea, Sandra L. "How Can Scientists Promote Peace?" *Temperature* 5, no. 1 (February 22, 2018): 7–8. https://doi.org/10.1080/23328940.2017.1397086.
- von der Leyen, Ursula. "Statement by President von der Leyen, Prime Minister of Belgium De Croo, CEO of Pfizer Bourla, and co-founder and Chief Medical Officer of BioNTech Türeci, following the visit to the Pfizer manufacturing plant in Puurs, Belgium." Speech. Puurs, Belgium. April 23, 2021. https://ec.europa.eu/commission/presscorner/detail/en/statement_21_1929.
- Zeidler, Maryse. "Canadians' hesitancy about COVID-19 vaccine dropping, new poll suggests." CBC News. March 8, 2021. https://www.cbc.ca/news/canada/british-columbia/vaccine-poll-hesitancy-dropping-1.5940400.

第10章

- Arlosoroff, Meirav. "Israel's Population Is Growing at a Dizzying Rate. Is It Up for the Challenge?" *Haaretz*. January 4, 2021. https://www.haaretz.com/israel-news/.premium.MAGAZINE-israel-s-population-is-growing-at-a-dizzying-rate-is-it-up-for-the-challenge-1.9410043.
- Benmeleh, Yaacov. "World-Leading Vaccine Push Augurs Return to Normal in Israel." Bloomberg. February 16, 2021. https://www.bloomberg.com/news/articles/2021-02-16/world-s-fastest-vaccine-push-augurs-return-to-normal-in-israel.
- Bourla, Albert. "While Caution Should Be Used in Extrapolating to Other Countries, These Observational Findings Are Demonstrating the Impact We Have in Reducing Human Pain and Makes All of Us at Pfizer so Proud: https://Bit.Ly/3wcS6qx (2/2)." Twitter, May 17, 2021. https://twitter.com/AlbertBourla/status/1394281683009089544.
- Centers for Disease Control and Prevention. "Joint CDC and FDA Statement on Vaccine Boosters." Press statement. July 8, 2021. https://www.cdc.gov/media/releases/2021/s-07082021.html.
- Centers for Disease Control and Prevention. "Joint Statement from HHS Public Health and Medical Experts on COVID-19 Booster

Shots." Press statement. August 18, 2021. https://www.cdc.gov/media/releases/2021/s0818-covid-19-booster-shots.html.

- Centers for Disease Control and Prevention. "Media Statement from CDC Director Rochelle P. Walensky, MD, MPH, on Signing the Advisory Committee on Immunization Practices' Recommendation for an Additional Dose of an mRNA COVID-19 Vaccine in Moderately to Severely Immunocompromised People." Press statement. August 13, 2021. https://www.cdc.gov/media/releases/2021/s0813-additional-mRNA-mrna-dose.html.

- Centers for Disease Control and Prevention. "Science Brief: Background Rationale and Evidence for Public Health Recommendations for Fully Vaccinated People." Updated April 2, 2021. https://stacks.cdc.gov/view/cdc/104739.

- Centers for Disease Control and Prevention. "Science Brief: COVID-19 Vaccines and Vaccination." Updated July 27, 2021. https://www.cdc.gov/coronavirus/2019-ncov/science/science-briefs/fully-vaccinated-people.html.

- Dimolfetta, David. "Netanyahu visits grave of Yoni, killed during Operation Entebbe 43 years ago." *The Jerusalem Post*. July 10, 2019. https://www.jpost.com/israel-news/netanyahu-visits-grave-ofmurdered-brother-commemorating-43-years-595197.

- Erman, Michael, and Maayan Lubell. "Pfizer/BioNTech say data suggests vaccine 94% effective in preventing asymptomatic infection." Reuters. March 11, 2021. https://www.reuters.com/article/us-health-coronavirus-pfizer-israel-idUSKBN2B31IJ.
- Friedman, Gabe. "Meet Mikael Dolsten, the Jewish immigrant leading Pfizer's vaccine charge." *Baltimore Jewish Times*. December 30, 2020. https://www.jewishtimes.com/meet-mikael-dolsten-the-jewish-immigrant-leading-pfizers-vaccine-charge/.
- Haas, Eric J., Frederick J. Angulo, John M. McLaughlin, Emilia Anis, Shepherd R. Singer, Farid Khan, Nati Brooks, et al. "Impact and Effectiveness of MRNA BNT162b2 Vaccine against SARS-CoV-2 Infections and COVID-19 Cases, Hospitalisations, and Deaths Following a Nationwide Vaccination Campaign in Israel: An Observational Study Using National Surveillance Data." *The Lancet* 397, no. 10287 (May 15, 2021): 1819–29. https://www.thelancet.com/journals/lancet/article/PIIS0140-6736(21)00947-8/fulltext. Excerpt reprinted from *The Lancet*, copyright © 2021, with permission from Elsevier.
- Jaffe-Hoffman, Maayan. "Israel signs agreement with Pfizer,

Moderna for millions more COVID-19 vaccines." *The Jerusalem Post*. April 20, 2021. https://www.jpost.com/health-science/israel-to-sign-agreement-for-millions-more-pfizer-vaccines-665621.

- Lardieri, Alexa. "All Israelis Over 16 Are Eligible for Coronavirus Vaccine." *U.S. News & World Report*. February 4, 2021. https://www.usnews.com/news/health-news/articles/2021-02-04/all-israelis-over-16-are-eligible-for-coronavirus-vaccine.

- Pfizer. "Pfizer and BioNTech Provide Update on Booster Program in Light of the Delta-Variant." Press release. July 8, 2021. https://cdn.pfizer.com/pfizercom/2021-07/Delta_Variant_Study_Press_Statement_Final_7.8.21.pdf.

- Ritchie, Hannah, Esteban Ortiz- Ospina, Diana Beltekian, Edouard Mathieu, Joe Hasell, Bobbie MacDonald, Charlie Giattino, Cameron Appel, Lucas Rodes-Guirao, and Max Roser. "Coronavirus Pandemic (COVID-19)." OurWorldInData.org. 2020. https://ourworldindata.org/coronavirus. Licensed under CC BY 4.0.

- Srivastava, Mehul. "Israelis raise glass to Pfizer as lockdown ends." *Financial Times*. March 12, 2021. https://www.ft.com/content/4cf1b235-ed07-4ffe-bab4-95846a0ecf36.

- State of Israel Ministry of Health. "MoH Pfizer Collaboration

Agreement." January 6, 2021. https://govextra.gov.il/media/30806/11221-moh-pfizer-collaboration-agreement-redacted.pdf.

- Tikkanen, Roosa, Robin Osborn, Elias Mossialos, Ana Djordjevic, and George A. Wharton. "Israel." The Commonwealth Fund: International Health Care System Profiles. June 5, 2020. https://www.commonwealthfund.org/international-health-policy-center/countries/israel.

- *Times of Israel.* "Pfizer CEO hails 'obsessive' Netanyahu for calling 30 times to seal vaccine deal." March 11, 2021. https://www.timesofisrael.com/pfizer-ceo-obsessive-netanyahu-called-30-times-in-effort-to-seal-vaccine-deal/.

- *Times of Israel.* "Pfizer CEO to Visit Israel in March—Report." February 21, 2021.

- https://www.timesofisrael.com/liveblog_entry/pfizer-ceo-to-visit-israel-in-march-report/.

- *VOA News.* "World Marks One-Year Anniversary of WHO's Official Declaration of COVID-19 Pandemic." March 11, 2021. https://www.voanews.com/covid-19-pandemic/world-marks-one-year-anniversary-whos-official-declaration-covid-19-pandemic.

第11章

- Appeal of Conscience Foundation. "Dr. Albert Bourla acceptance remarks upon receiving the 2021 Appeal of Conscience Award." May 26, 2021. https://appealofconscience.org/dr-albert-bourla-acceptance-remarks-upon-receiving-the-2021-appeal-of-conscience-award/.

- Bourla, Albert. "An Open Letter from Pfizer Chairman and CEO Albert Bourla." Pfizer. October 16, 2020. https://www.pfizer.com/news/hot-topics/an_open_letter_from_pfizer_chairman_and_ceo_albert_bourla.

- Doshi, Peter. "Covid-19 Vaccine Trial Protocols Released." *BMJ* 371 (October 21, 2020): m4058. https://doi.org/10.1136/bmj.m4058.

- Gottfried, Jeffrey, Mason Walker, and Amy Mitchell. "Americans' Views of the News Media During the COVID-19 Outbreak." Pew Research Center. May 8, 2020. https://www.journalism.org/2020/05/08/americans-views-of-the-news-media-during-the-covid-19-outbreak/.

- Lee, Bruce Y. "Trump Suggests 'Deep State' At FDA Is Delaying Covid-19 Coronavirus Vaccine Testing." *Forbes*. August 22, 2020. https://www.forbes.com/sites/brucelee/2020/08/22/trump-says-deep-state-or-whoever-at-fda-delaying-covid-19-coronavirus-vaccinetesting/?sh=632e53b0f48d.

- Merriam-Webster. "Trust." https://www.merriam-webster.com/ dictionary/trust.

- Pfizer. "Biopharma Leaders Unite To Stand With Science." Press release. September 8, 2020. https://www.pfizer.com/news/press-release/press-release-detail/biopharma-leaders-unite-stand-science.

- Pfizer. "Let's Undo Underrepresented Diversity in Clinical Trials." https://www.pfizer.com/science/clinical-trials/diversity-clinical-trials.

- Pfizer. "No Stone Left Unturned In The Fight Against COVID-19." YouTube. September 2, 2020. https://www.youtube.com/watch?v=_PBLoSN7OUo.

- Pfizer. "Science Will Win-Ask Science." YouTube. April 15, 2020. https://www.youtube.com/watch?v=Xl0tEfLve1U.

- Robert Wood Johnson Foundation and the Harvard T.H. Chan School of Public Health. "The Public's Perspective on the United States Public Health System." May 13, 2021. https://www.rwjf.org/en/library/research/2021/05/the-publics-perspective-on- the-united-states-public-health-system.html.

- Snyder Bulik, Beth. "Pharma's reputation rehab: A whopping two-thirds of Americans now offer a thumbs-up, Harris Poll finds."

Fierce Pharma. February 19, 2021. https://www.fiercepharma.com/
marketing/pharma-reputation-hits-high-americans-two-thirds-now-
give-positive-rating-harris-poll.

- Stacey, Kiran. "FDA head says he is willing to fast- track Covid-19
vaccine." *Financial Times*. August 30, 2020. https://www.ft.com/
content/f8ecf7b5-f8d2-4726-ba3f-233b8497b91a.

- Sweet, Jesse, dir. "Mission Possible: The Race for a Vaccine."
National Geographic CreativeWorks: Washington, DC, 2021. Aired
March 11, 2021, on National Geographic. https://www.youtube.com/
watch?v=jbZUZ9JYNBE.

- Vardi, Nathan. "The Race Is On: Why Pfizer May Be the Best Bet to
Deliver a Vaccine by the Fall." Forbes. May 20, 2020. https://www.
forbes.com/sites/nathanvardi/2020/05/20/the-man-betting-1-billion-
that-pfizer-can-deliver-a-vaccine-by-this-fall/?sh=385a522382e9.

- *VOA News*. "Fauci 'Cautiously Optimistic' About Coronavirus
Vaccine." July 31, 2020. https://www.voanews.com/covid-19-
pandemic/fauci-cautiously-optimistic-about-coronavirus-vaccine.

- Wagner, Meg, and Melissa Macaya. "Fauci testifies on coronavirus
response." CNN. July 31, 2020. https://www.cnn.com/politics/live-
news/fauci-coronavirus-testimony-07–31–20/h_d880e3e2e3cedbfdce

59805138f3477b.

- Westall, Mark. "Pfizer's Vaccine Branding Victory Delivers Lessons for Marketers Everywhere." *AdAge*. July 19, 2021. https://adage. com/article/opinion/pfizers-vaccine-branding-victory-delivers-lessons-marketers-everywhere-opinion/2351431.

第12章

- Cubanski, Juliette, Tricia Neuman, Kendal Orgera, and Anthony Damico. *No Limit: Medicare Part D Enrollees Exposed to High Out- of- Pocket Drug Costs Without a Hard Cap on Spending*. The Henry J. Kaiser Family Foundation. November 2017. https://files.kff. org/attachment/Issue-Brief-No-Limit-Medicare-Part-D-Enrollees-Exposed-to-High-Out-of-Pocket-Drug-Costs-Without-a-Hard-Cap-on-Spending.
- European Commission. "Health technology assessment." https:// ec.europa.eu/health/technology_assessment/overview_en.
- Miao, Lei, Yu Zhang and Leaf Huang. "mRNA vaccine for cancer immunotherapy." *Molecular Cancer* 20, no. 41 (February 25, 2021). https://molecular-cancer.biomedcentral.com/articles/10.1186/s12943-

021-01335-5.

- Pfizer. "Pfizer Reports Strong First- Quarter 2021 Results." Press release. May 4, 2021. https://investors.pfizer.com/investor-news/press-release-details/2021/PFIZER-REPORTS-STRONG-FIRST-QUARTER-2021-RESULTS/default.aspx.
- Pfizer. "Rod MacKenzie, PH.D." https://www.pfizer.com/people/leadership/executives/rod_mackenzie-phd.
- Smithsonian National Air and Space Museum. "The Journey Home." Apollo to the Moon. https://airandspace.si.edu/exhibitions/apollo-to-the-moon/online/apollo-11/journey-home.cfm.
- The White House. "Fact Sheet: President Biden Takes Executive Actions to Tackle the Climate Crisis at Home and Abroad, Create Jobs, and Restore Scientific Integrity Across Federal Government." Press release. January 7, 2021. https://www.whitehouse.gov/briefing-room/statements-releases/2021/01/27/fact-sheet-president-biden-takes-executive-actions-to-tackle-the-climate-crisis-at-home-and-abroad-create-jobs-and-restore-scientific-integrity-across-federal-government/.
- World Health Organization. "Cancer." March 3, 2021. https://www.who.int/news-room/fact-sheets/detail/cancer.

後記

- The Carter Center. "Corporate, Government, and Foundation Giving." https://www.cartercenter.org/donate/corporate-government-foundation-partners/index.html.

- The Carter Center. "Jimmy Carter (biography)." November 6, 2019. https://www.cartercenter.org/about/experts/jimmy_carter.html.

- Pfizer. "Board Members." https://www.pfizer.com/people/leadership/board-of-directors.

- Weiner, Stacy. "Applications to medical school are at an all- time high. What does this mean for applicants and schools?" American Association of Medical Colleges (AAMC). October 22, 2020. https://www.aamc.org/news-insights/applications-medical-school-are-all-time-high-what-does-mean-applicants-and-schools.

作者簡介

艾伯特・博爾拉博士
（ Dr. Albert Bourla ）

在輝瑞已經服務超過25年，職涯多采輝煌，曾擔任多個資深高階主管職位，帶領多國與多個領域的部門。離開學術界之後，旋即進入輝瑞服務至今。他和妻子米莉安以及子女莫伊與瑟麗絲曾在五個國家、八個城市居住過。

身為輝瑞董事長暨執行長，他讓公司聚焦於全新的使命，也就是「持續創新以改變病患生命」，強調推動科學與商業創新，以引領變革性的影響力，增進人類健康。他在2019年1月就任執行長前，自2018年1月起即擔任營運長，負責監督公司的商業策略、製造和全球產品開發。在此之前，自2016年2月至2017年12月，則是輝瑞創新健康集團總裁。他在此任期間將這個集團拆分為六個事業單位，每一個單位都有如「獨立營運」的生技公司，以突破性的創新研究計畫爭取資源。自2014年1月至2016年1月，他是輝瑞全球疫苗、腫瘤學和消費者醫療保健業務集團總裁。博爾拉博士於1993年開始在輝瑞服務，擔任動物健康部門的希臘技術總監。2001年轉調到輝瑞的紐約全球總部之前，他在歐洲的動物健康部門擔任的職務愈來愈吃重。

　　博爾拉博士是獸醫師，並且於亞里斯多德大學（Aristotle University）獸醫學院取得生殖生物技術博士學位。2020年，擔任輝瑞執行長一年後，獲得金融雜誌《機構投資人》（*Institutional Investor*）評定為美國醫藥界最佳執行長。2021年，他更榮獲諸多獎項，包括道德良知基金會頒發的道德良知獎；現代藝術博物館頒發的洛克斐勒獎（David Rockefeller Award）；全國父親節委員會頒發的年度父親獎（Father of the Year Award），以表彰他對救助兒童會（Save the Children）的援助；聖安德烈宗徒騎士團（the Order of Saint Andrew，即美國普世宗主教）頒發的雅典那哥拉人權獎（Athenagoras Human Rights Award）；蓋倫基金會（Galien Foundation）頒發的羅伊・瓦格洛斯全球健康公平公益獎（Roy Vagelos Pro Bono Humanum Award for Global Health Equity）；世界猶太人大會（World Jewish Congress）頒發的西奧多・赫茨爾獎（Theodor Herzl Award）；以及華府智庫大西洋理事會（Atlantic Council）頒發的傑出領導獎（Distinguished Leadership Award）等。此外，他還獲得約旦國王阿卜杜拉二世（Abdullah II）頒發的大綬獨立勳章（Grand Cordon of the Order of Independence），以及希臘總統卡特琳娜・薩凱拉羅普盧（Katerina Sakellaropoulou）頒發的救世主金十字勳章（Gold Cross of the Order of the Redeemer）。

博爾拉博士也獲得塞薩洛尼基亞里斯多德大學醫學院（Medical School of Aristotle University of Thessaloníki）與巴布森學院（Babson College）頒發的榮譽學位。同時他也是非營利組織紐約市夥伴關係執行委員會成員，還身兼輝瑞、美國藥品研究及製造商協會（PhRMA）、促進者（Catalyst）等組織的董事會成員，並且擔任美國國際商業理事會（United States Council for International Business）的理事。

譯者簡介

廖月娟

美國西雅圖華盛頓大學比較文學碩士。曾獲誠品好讀報告2006年度最佳翻譯人、2007年金鼎獎最佳翻譯人獎、2008年吳大猷科普翻譯銀籤獎。譯作繁多，包括《賈伯斯傳》、《你要如何衡量你的人生？》、《旁觀者》、《謝謝你遲到了》等數十冊。

財經企管 BCB763

輝瑞登月任務：拯救人類的疫苗研發計畫

Moonshot: Inside Pfizer's Nine-Month Race to Make the Impossible Possible

作者 —— 艾伯特・博爾拉　Dr. Albert Bourla
譯者 —— 廖月娟

總編輯 —— 吳佩穎
書系副總監 —— 蘇鵬元
責任編輯 —— 王映茹
校對 —— 吳育燐、賴虹伶
封面設計 —— 張議文

出版人 —— 遠見天下文化出版股份有限公司
創辦人 —— 高希均、王力行
遠見・天下文化 事業群董事長 —— 高希均
事業群發行人／ CEO —— 王力行
天下文化社長 —— 林天來
天下文化總經理 —— 林芳燕
國際事務開發部兼版權中心總監 —— 潘欣
法律顧問 —— 理律法律事務所陳長文律師
著作權顧問 —— 魏啓翔律師
社址 —— 臺北市 104 松江路 93 巷 1 號
讀者服務專線 —— 02-2662-0012 ｜ 傳真 —— 02-2662-0007；02-2662-0009
電子郵件信箱 —— cwpc@cwgv.com.tw
直接郵撥帳號 —— 1326703-6 號　遠見天下文化出版股份有限公司

電腦排版 —— 薛美惠
製版廠 —— 東豪印刷事業有限公司
印刷廠 —— 祥峰印刷事業有限公司
裝訂廠 —— 聿成裝訂股份有限公司
登記證 —— 局版台業字第 2517 號
總經銷 —— 大和書報圖書股份有限公司｜電話 —— 02-8990-2588
出版日期 —— 2022 年 3 月 8 日第一版第一次印行

國家圖書館出版品預行編目（CIP）資料

輝瑞登月任務：拯救人類的疫苗研發計畫／艾伯特 ・ 博
爾拉（Dr. Albert Bourla）著；廖月娟譯 .-- 第一版 .-- 臺
北市：遠見天下文化出版股份有限公司，2022.03
360 面；14.8×21 公分 .--（財經企管；BCB763）

譯自：Moonshot: Inside Pfizer's Nine-Month Race To Make
The Impossible Possible

ISBN 978-986-525-477-3（平裝）

1. CST：疫苗　2. CST：研發　3.CST：嚴重特殊傳染性肺
炎　4. CST：傳染性疾病防制

418.293　　　　　　　　　　　　　　　111001845

定價 —— 480 元
ISBN —— 978-986-525-477-3 ｜ EISBN —— 9789865254780（EPUB）；9789865254797（PDF）
書號 —— BCB763
天下文化官網 —— bookzone.cwgv.com.tw

本書如有缺頁、破損、裝訂錯誤，請寄回本公司調換。
本書僅代表作者言論，不代表本社立場。

天下·文化
BELIEVE IN READING